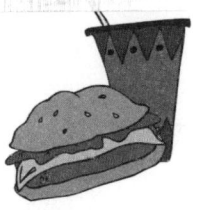

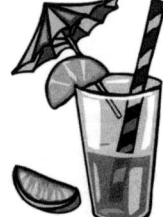

人一生不可不知的健康细节

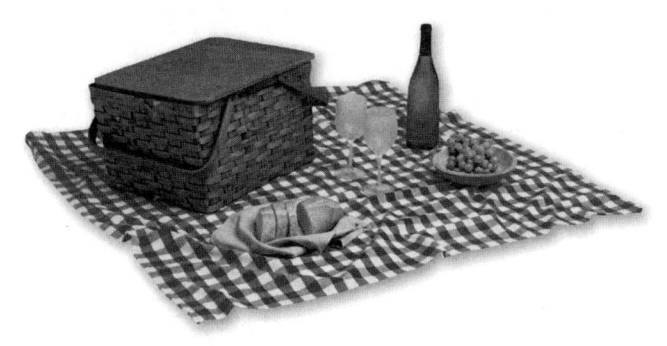

赵广娜　编著

光明日报出版社

图书在版编目（CIP）数据

人一生不可不知的健康细节 / 赵广娜编著 . -- 北京：光明日报出版社，2012.1
（2025.4 重印）
ISBN 978-7-5112-1883-4

Ⅰ.①人… Ⅱ.①赵… Ⅲ.①保健—基本知识 Ⅳ.① R161-49

中国国家版本馆 CIP 数据核字 (2011) 第 225286 号

人一生不可不知的健康细节

REN YISHENG BUKE BUZHI DE JIANKANG XIJIE

编　　著：	赵广娜		
责任编辑：	李　娟	责任校对：	易　洲
封面设计：	玥婷设计	责任印制：	曹　净

出版发行：光明日报出版社
地　　址：北京市西城区永安路 106 号，100050
电　　话：010-63169890（咨询），010-63131930（邮购）
传　　真：010-63131930
网　　址：http://book.gmw.cn
E - mail：gmrbcbs@gmw.cn
法律顾问：北京市兰台律师事务所龚柳方律师

印　　刷：三河市嵩川印刷有限公司
装　　订：三河市嵩川印刷有限公司

本书如有破损、缺页、装订错误，请与本社联系调换，电话：010-63131930

开　　本：170mm×240mm
字　　数：205 千字　　　　　　　　　　印　张：14
版　　次：2012 年 1 月第 1 版　　　　　印　次：2025 年 4 月第 4 次印刷
书　　号：ISBN 978-7-5112-1883-4-02
定　　价：45.00 元

版权所有　翻印必究

前言

　　现代社会，生活节奏加快，工作压力增加，与那些"必须"要做的事情相比，生活细节最容易被忽略。而生活中的细节不只会影响人们的工作、学习效率，更对一个人的身体健康有着深远的影响。事实上，很多疾病都是因为人们不注意生活细节造成的。生活中，几乎每个人都有这样的经历：吃中药时对医生提出的忌口建议不以为然，将电冰箱当成保险柜，饭菜剩下了下一顿接着吃……也许这些行为是你生活中的一部分，你根本不认为这些习惯有任何问题，可事实却是，这些小细节正是威胁健康的隐患，而一些健康细节可能影响人的一生。"千里之堤，溃于蚁穴"，长期不注意生活细节，不健康的生活习惯便可能使人引病上身，甚至危及生命。就以生活中最常见的现象来说：大多数人都是上班坐着、回家上网坐着、上下班乘车坐着，但谁能想到每年有200多万人竟然是死于"久坐"？想要健康，就不能忽视生活中无处不在的诸多细节。

　　人的一生，需要注意的健康细节有很多。就是因为忽略了健康细节，或是对健康细节一直存在着错误的认识，所以才有那么多儿童出现营养不良、肥胖、近视、龋齿、贫血以及心理问题，才有那么多年轻人过早地患上了"老年病"，才有正当壮年的人出现猝死的悲剧，才有了老年人患各种疾病的比例逐年增加的现象。"健康的生活细节是健康的银行，不良的生活细节是健康的监狱"，如果你爱自己，爱自己的身体，爱自己的生活，就应该从细节做起，在日常生活中纠正自己不良的生活和工作习惯。健康不是一蹴而就的事情，它需要一个循序渐进的过程，这就需要我们从身边的每一件不起眼的小事做起。

　　本书倡导了"细节决定健康"这一理念，提出了人一生当中必须注意的健康细节。这些健康细节是人们日常生活中最常见、接触最多、同时也是最容易被忽略的,而正是这些小细节给人们的健康带来了很大威胁,甚至影响到一生的幸福。本书根据不同季节特点将这些需要关注的细节划分为4个主题:"春之歌——春季健康总动员"集中讨论了居家健康、运动健康的细节;"夏之恋——美丽夏日健康行"主要讲了健康地享受美丽、减肥、排毒应注意的细节;"秋之实——收获健康好季节"侧重讲解了养生保健以及心理健康的细节;"冬之吻——拥抱沉睡的灵魂"则重点介绍睡眠健康、防病治病、饮食健康方面的细节。另外,书中还提出了几个特殊时期——孕产期、更年期和老年期应该注意的细节,帮助人们健康地度过这些时期。本书通过科学的分析、通俗易懂的语言,帮助读者了解那些以前忽略的、与健康紧密联系的健康细节,摆脱不良的生活和工作习惯,让自己更健康。

拥有健康的体魄、远离疾病的侵袭是每个人一生中的最大愿望。只要我们关注细节,根据自己的身体状况,选择适合自己的生活方式,制订科学的健康计划,就可以减少疾病的发生,提高健康水平。健康是人生的第一大财富,是获得其他资本的前提条件,注重健康细节是拥有这份"财富"的最佳方法,为了您一生的幸福,请从这些不可不知的健康细节开始做起吧。

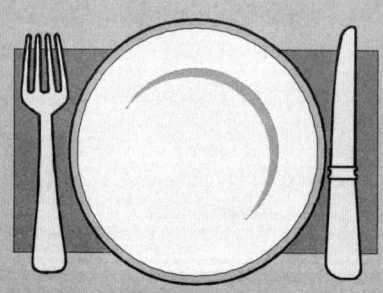

目录

第一编　春之歌——春季健康总动员

第一章　春季健康，始于居家细节

春季居家注意防潮 ………………………………………… 2
驱除蟑螂早春开始 ………………………………………… 3
清洗电话有害病菌 ………………………………………… 4
饮水机的健康隐患 ………………………………………… 5
电冰箱不是保险柜 ………………………………………… 7
关掉电视打开健康 ………………………………………… 8
为你家空调消消毒 ………………………………………… 10
清洗电脑消除细菌 ………………………………………… 11
洗衣服不能大杂烩 ………………………………………… 12
日光灯使用要健康 ………………………………………… 14
用微波炉要防微波 ………………………………………… 15
清除厨房健康隐患 ………………………………………… 16
儿童家具安全实用 ………………………………………… 17
硬木家具有益健康 ………………………………………… 18
少用塑料袋有利健康 ……………………………………… 20
逛超市的健康细节 ………………………………………… 21

第二章　运动健身，强壮生命之本

外出晨练不宜太早 ………………………………………… 23
根据体质选择运动 ………………………………………… 24
年龄不同运动不同 ………………………………………… 26
运动时间黄昏最佳 ………………………………………… 27
掌握科学的运动量 ………………………………………… 28
运动后的5大禁忌 ………………………………………… 30

后退行走有益健康 ··· 31
跳跳绳能锻炼大脑 ··· 33
爬楼梯更有益健康 ··· 34
常跳跳舞也能防病 ··· 35

第二编　夏之恋——美丽夏日健康行

第三章　美丽前沿，让靓丽无边

选择合适的防晒品 ··· 38
晒后修复补充水分 ··· 39
喝绿茶有助于防晒 ··· 40
慎用化妆品利健康 ··· 41
用盐洗出娇嫩肌肤 ··· 42
时尚美甲不利健康 ··· 43
上网女孩美容必读 ··· 44
警惕眼袋衰老信号 ··· 45
定时保养纤纤素手 ··· 46
用心呵护你的双足 ··· 48
几种情况不宜烫发 ··· 49
乱用香水有损健康 ··· 50

第四章　减肥塑身，秀出完美身材

合理饮食是减肥的首选方法 ································· 51
女性减肥关键时期 ··· 52
几种蔬菜帮你减肥 ··· 54
甩手大步走能减肥 ··· 55
骑自行车　减肥又健身 ······································· 56
让你的美脸瘦下来 ··· 57
美腿也可以"造"出来 ··· 58
帮你打造完美胸部 ··· 59

雕琢玉臂的小动作…………………………………… 60
丰翘臀部更加迷人……………………………………… 62
几种方法健美腰腹……………………………………… 63
用小动作美背美肩……………………………………… 64
减肥以后保持体重……………………………………… 65
减肥不当当心疾病……………………………………… 66

第五章 全力排毒，让身体彻底轻松

你身上有没有毒素……………………………………… 67
日常生活排毒佳品……………………………………… 68
你自身的排毒机器……………………………………… 69
饮食误区产生毒素……………………………………… 70
润肠排毒消除宿便……………………………………… 71
养胃排毒合理膳食……………………………………… 72
清刷皮肤利于排毒……………………………………… 74
注意清除眼中毒素……………………………………… 74
肝脏排毒饮食调养……………………………………… 75
多饮水让肾脏排毒……………………………………… 76
营养健康排毒方案……………………………………… 77
耳朵同样需要排毒……………………………………… 78
清肺排毒常用食谱……………………………………… 79
天然海盐排毒佳品……………………………………… 79
有损健康的排毒法……………………………………… 80
5种健康排毒习惯……………………………………… 81

第三编 秋之实——收获健康好季节

第六章 养生保健，健康不再遥远

冷水洗澡秋天开始……………………………………… 84
牙签剔牙不利健康……………………………………… 85

常清洁头发利健康……………………86
单肩挎包害处多多……………………87
做好预防拒绝秃顶……………………88
8大因素催人早衰……………………89
跷二郎腿有害健康……………………90
少用耳机保护耳朵……………………91
健康地使用卫生巾……………………92
女性经期饮食宜忌……………………93
终日饱食有害健康……………………94
空腹饮食的12禁忌…………………95
青少年白发不宜拔……………………96

第七章 健康心理，享受美满人生

健康心理　克服自私…………………98
健康人生　摆脱忧郁…………………99
后悔也是心理疾病……………………100
自卑是衰老催化剂……………………101
怒大伤身　告别愤怒…………………102
嫉妒是心灵的毒药……………………103
过度的焦虑要不得……………………104
摒弃狭隘　心存宽容…………………105
克服害羞　增强自信…………………106
攀比让你远离健康……………………107
过度紧张　不利健康…………………108
直面挫折　保持健康…………………109
报复心理　自己受害…………………110
健康的心远离怯懦……………………111
神经衰弱　科学治疗…………………112
嗜酒不利心理健康……………………113

第四编 冬之吻——拥抱沉睡的灵魂

第八章 良好睡眠，保持身心健康

改掉睡眠的坏习惯……………………………… 116
睡眠时间因人而异……………………………… 117
摆床细节影响健康……………………………… 119
帮助你睡眠的方法……………………………… 120
变换睡姿有利健康……………………………… 121
选择裸睡有利健康……………………………… 122
睡眠打鼾是健康的敌人………………………… 123
有梦睡眠多多益善……………………………… 124
睡回笼觉不利健康……………………………… 125
晚餐与睡眠的间隔宜长………………………… 126
睡得太晚有损健康……………………………… 127
熬夜后要科学补觉……………………………… 128
重视失眠科学治疗……………………………… 129

第九章 防病治病，打造强壮身体

寒冬应防旧病复发……………………………… 131
提前预防慢性咽炎……………………………… 132
冬季要注意防流脑……………………………… 133
雪盲症、青光眼的预防………………………… 134
冬季积极预防流感……………………………… 136
寒潮要防心肌梗死……………………………… 137
预防与治疗高血压……………………………… 138
中年男性要保护好前列腺……………………… 140
积极预防颈椎病………………………………… 142
急性心肌梗死急救……………………………… 143
服中药时记得忌口……………………………… 144
乱吃感冒药有隐患……………………………… 145

第十章 合理饮食，吃出健康人生

适量吃鲜姜好处多 …………………………………… 147
冬季喝汤有益健康 …………………………………… 148
冬季吃火锅有讲究 …………………………………… 150
严格控制盐分摄入 …………………………………… 151
冬季进补宜吃香菇 …………………………………… 152
多吃新鲜蔬菜水果 …………………………………… 153
适当喝牛奶保健康 …………………………………… 154
健康地使用调味品 …………………………………… 156
剩饭剩菜不随便吃 …………………………………… 157
节日不能暴饮暴食 …………………………………… 158
油炸食品面前止步 …………………………………… 160
烧烤食品谨慎食用 …………………………………… 161

第五编　别样人生同样精彩

第十一章 孕产期的健康细节

夫妻最佳生育年龄 …………………………………… 164
八九月为最佳受孕月份 ……………………………… 165
怀孕前的准备工作 …………………………………… 166
怎样知道已经怀孕 …………………………………… 167
乐观精神面对孕吐 …………………………………… 168
几种较危险的孕妇 …………………………………… 170
孕期注意营养搭配 …………………………………… 171
孕期提防电磁辐射 …………………………………… 173
孕期洗澡健康细节 …………………………………… 174
孕期性生活要适度 …………………………………… 175

第十二章 更年期的健康细节

关注更年期综合征	177
警惕更年期抑郁症	179
更年期要预防疾病	180
更年期要当心肥胖	182
更年期要关注月经	183
更年期警惕卵巢癌	184
骨质疏松正确补钙	185
更年期女性的养生	186
更年期的夫妻生活	187
男性要适应更年期	189
男性更年期的变化	190

第十三章 老年人的健康细节

老年人的健康睡眠	191
老年警惕骨质疏松	192
老年痴呆症的预防	193
老年人防治腰腿痛	195
老年人心脏病防治	196
老年防止血脂升高	198
老年人预防糖尿病	199
老年性耳聋的调节	200
老年人宜打太极拳	202
老年人要调节情绪	203
老年人春季保健法	204
老年人夏季保健法	205
老年人秋季保健法	206
老年人冬季保健法	208

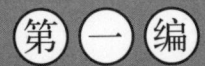

春之歌

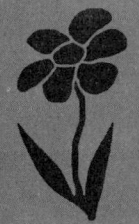

——春季健康总动员

春日融融，这是令人惊喜的美好时光，也是一年开始的季节。天气回暖，万物吐芽生发，潜伏在慵懒身躯里的灵魂已经蠢蠢欲动，等待新生的能量。

春为四时之首，是万象更新之始，也是健康生活的重要起点。春季气候乍寒乍热，应该"夜卧早起"；应适时增减衣服；要预防感冒，也要防止内伤疾病的复发。

春天是个美丽的季节，关注影响健康的细节，可以让您快乐享受明媚的春天。

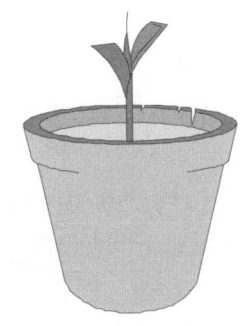

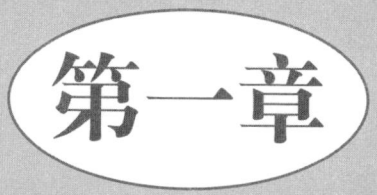

第一章

春季健康，始于居家细节

> 居家健康离不开衣食住行，离不开居住环境。健康的身体与良好的居家环境密切相关。谁都希望有一个安静整洁、明亮宽敞、温度适宜、空气清新的居室环境。在家用电器日益增多的今天，科学健康地使用家电对我们的身体健康至关重要。
>
> 关注居家细节，为自己创造一个良好的生活环境。

春季居家注意防潮

居家健康与居住环境密切相关，如果居住环境潮气过重，就容易滋生细菌，引起各种疾病。

居家防潮，最重要的是改变室内的空气环境，避免因室内空气太潮湿而致使家居，特别是木制品、木地板受潮。利用空调改变室内空气温度是居家防潮的一个不错途径。空调不仅仅是用来调节室内气温、冬保暖夏致凉的，更可以拿来当"烘干机"，以保护衣物家具等在春天这个空气潮湿的季节不会受潮发霉。

厨房里，日常人们用来抽油烟的抽油烟机，这时也可以派上用场了。当潮气较大时，可把抽油烟机打开，抽出厨房内较为潮湿的空气，改善厨房的空气质量，不失为一个好办法。但这时厨房的窗户不要开得过大，否则可能导致倒抽，反而不利于防潮。

木制家具是防潮的重点。对于木制家具,特别是木地板,在多雨的季节,最好不要用湿布拖洗,如果拖了要擦干,并及时用空调改善室内空气环境。厨房里的橱柜,不妨给它安上几只脚,这样不但效果独特,而且能完全杜绝潮气。

浴室也是防潮的关键,防潮不好会有害身体健康。洗浴后的冷凝水蒸气应该用干布擦干净,并且要使浴室通风透气,保持空气流畅,让浴室内含较多水分的空气疏散,降低浴室内空气中水分的含量。

而书画等装饰品,也最好收藏起来,等过了潮湿季节后,再拿出来挂上,从而避免不必要的损失。

细节提醒

春季电脑养护注意事项

电脑尤其需要做好防潮工作,因为过分潮湿会使电脑内部线路发生短路,从而造成机器故障。而且在天气潮湿的时候,假如电脑没有正确接地,很容易产生机身带电现象。最好的做法就是经常开机,每天最好有1个小时,利用电脑运转产生的高温驱散水汽,令其保持干燥。对于那些使用不频繁的电脑,应该打开机箱,在内壁用双面胶贴上几包食品袋里的干燥剂,然后及时地套上防尘罩,这样就基本上可以避开水汽的干扰了。

驱除蟑螂早春开始

令人望而生厌的蟑螂,不仅"偷油",还吃剩菜剩饭,甚至垃圾。最令人讨厌的是,蟑螂会传播给人类许多疾病,特别是肠道传染病,比如肠炎、痢疾、肝炎、伤寒、霍乱等。最新研究发现,某些癌症的发生也与蟑螂有关。

消灭蟑螂是一件很麻烦的事情。蟑螂无处不在,繁殖能力极强。夏秋是蟑螂猖獗的季节,此时很难消灭它们。所以,只有在冬春季就采取措施,才能避免蟑螂在其他季节"作乱"。

到了寒冷的冬季，蟑螂大多躲在排水管中产卵。为了防止春暖花开、气温升高后，大大小小的蟑螂从排水管再次进入厨房，对人体健康造成威胁，就应该在气候还很寒冷的早春时节，抓住有利时机消灭它们。

消灭蟑螂首先应从排水管着手。将水排空，灌入滚烫的开水把它们烫死。当然，最好的办法还是堵住排水管的两头，灌入灭蟑螂的杀虫剂，彻底消灭蟑螂。这种方法非常有效，可以杀死大部分蟑螂及虫卵，能够很好地防止蟑螂大量繁殖，危害人们的生活和健康。

细节提醒

4种办法轻松杀蟑螂

◆ 糖水瓶子捕蟑螂：用罐头瓶1～2个，放3匙糖水加开水化开，将瓶放在蟑螂活动的地方，蟑螂闻到香甜味，就会掉入罐头"陷阱"。此法用于蟑螂少时。

◆ 桐油灭蟑螂：将150克桐油熬成黏性胶体，涂在木板或纸板上，中间放上带油香味的食物作为诱饵，其他食物加盖，蟑螂一上来觅食，立即粘住。

◆ 配毒饵杀蟑螂：取硼砂、面粉各1份，糖少许，调匀做成米粒大的诱饵，蟑螂吃后即毒死。注意别让幼儿或宠物吃到。

◆ 蜂窝煤诱杀蟑螂：蟑螂喜欢在蜂窝煤里做窝产卵，因此可以买几块蜂窝煤放在一个地方，以便诱杀蟑螂。

清洗电话有害病菌

电话机易黏附流感病毒等致病微生物，最好经常消毒处理，定期用低浓度的消毒剂擦拭电话的手柄和话筒。

对于职场人员而言，每天待在办公室里的时间超过了24小时中的1/3。有调查显示，办公室里桌面的细菌数量比厕所里的细菌数量高出400倍，其中细菌最多的地方是电话、计算器和电脑键盘。所以，为了自身的健康，应定期对电话进行清洗和消毒。

上班族每天早上上班之前，先用干净的软布擦拭一遍自己电话机的机身和话筒；每隔1个月，用消毒棉清洗整个电话机；尽量避免让其他人使用自己的电话。

虽然家用电话接触的细菌相对较少，但也容易在家庭成员间造成细菌的交叉感染，对家庭成员的健康产生不利影响，所以也要定期清洁和消毒。另外，传染病人使用过的电话要严格消毒，以防病菌扩散，传染给他人。

除了固定电话外，还要注意手机卫生。手机与使用者之间接触最多，手机表面难免会沾染上油污以及人的汗液、唾液等，特别是手机的按键缝隙里，也会沉积灰尘、头屑等脏物，这其中隐藏着不少病菌，如链球菌等。由于手机不能用水或药水来清洗消毒，细菌病毒也就长期滋生于这个"温床"里，如果将手机借给他人使用，则很容易产生交叉污染，传播疾病。应注意定期用紫外线"清洗"的方法给手机消毒杀菌，手机使用者还应注意养成勤洗手的卫生习惯。

细节提醒

戴金属框眼镜更易遭到手机辐射

英国剑桥的一个权威实验室最新研究显示，戴金属框眼镜的移动电话用户，容易因为手机的辐射而导致眼睛损伤。

移动电话的辐射，能穿透手机用户的眼镜。由于金属框架是一种导电体，能使辐射更有效地投射在头、眼两个部位。因此，移动电话能够令大脑温度上升，影响脑部运作，进而损伤眼睛。报告还说，金属眼镜框可导致电磁场增强，而使用者对辐射的吸收也会增加很多。戴眼镜者应加以注意。

饮水机的健康隐患

饮水机方便、快捷，给人们的生活带来了很大的便利，可是饮水机也存在很多健康隐患。

健康饮用水应符合以下要求：不含致病菌、重金属和有害化学物质，含适量矿物质和微量元素，含新鲜适量的溶解氧，偏碱性，水的分子团小、活性强。

饮水机大都配有加热胆，这使饮水机使用起来更方便，但也使其存在以下问题。

结垢。饮水机中容易出现水垢，特别是在水质硬度较高的地区。出现的白色沉淀物大部分是碳酸盐类。这些物质的存在会影响热交换的效率，结垢严重时，还会带来安全隐患。因此饮水机要及时除垢。

"千滚水"。饮水机的加热温度一般为85～95℃，没有达到沸腾的程度。但是长期加热会对水的活性产生影响，因此加热时间越长，水的活性越差，俗称"老化水"。因此在长时间不饮用时，应关掉电源，除了省电，还能避免水活性的丧失。

饮水机中含亚硝酸盐。由于水中都含有硝酸盐氮，当饮水机微生物污染严重时，会促使硝酸盐氮转化为亚硝酸盐氮。

加热胆的材料导致有害物质析出。多数正规企业生产加热胆所使用的材料是不锈钢，符合国家相关卫生标准，不会有有害物质析出。而一些假冒伪劣产品使用的是不卫生材料，经热水浸泡后，有害物质可以被溶解出来，危害健康。

使用饮水机真正的健康隐患其实是二次污染。每款饮水机都有5个与外界相通的部分，即两个龙头、进水口、空气口、排污口。饮水机的二次污染主要是空气中的粉尘携带大量的微生物、藻类等随着空气进入饮水机，特别是空气口、排水口容易形成死角，微生物在此大量繁殖，同时也污染桶装水。

饮水机必须定期清洁，一般2～3个月清洗一次，清洗时要找专业人员，自己清洗时要使用专用的微酸性清洗消毒液。另外，饮水机里的水要尽快用掉，最好1周内用完。

细节提醒

教你挑选称心如意的饮水机

◆ **看品牌**：选购饮水机不单要看外观和价格，更重要的是要看品牌，大品牌的饮水机涉水部件全部采用国家认证的食品级材料，不会产生重金属污染。

◆ 看认证：饮水机需要通过两个认证，一是 3C 认证，即中国强制认证，主要保障产品的电器安全性能；另一个则是卫生许可批件，用来保障卫生性能。凡是没有这两个认证的产品都会存在一定的安全和卫生隐患。

◆ 看外观：饮水机塑料件表面应光滑平整，色泽均匀。色泽粗糙无光、偏黄的一般是回收料，回收料容易变色和产生污染。

◆ 看参数：产品铭牌上的参数应一目了然。耗电量、噪音等指标直接反映该产品的性能，一般来说，功率大的耗电量就高，噪音大的声音就大。

电冰箱不是保险柜

电冰箱不是保险柜，冰箱使用不当容易引发"冰箱病"。

冰箱内的食物和饮品一般比人体胃内的温度低 20～30℃，由于血管和温差有很大的关系，冷冻食品吃得太多，胃、肠在受到强烈的低温刺激后，会出现上腹阵发性绞痛和呕吐等症状，也会反射性地引起头部血管痉挛，产生头痛、头晕和恶心等一系列的症状。有些嗜冷菌、真菌在低温下还会大量繁殖，随着未被完全加热的食品进入人体后，会引起"冰箱肠炎"，导致腹痛和腹泻。

其实，冰箱贮存食物的原理是放慢了微生物生长繁殖的速度，但并不能杀灭微生物。大部分微生物最适宜的繁殖温度在 37℃ 左右，还有一部分能在 20℃ 以上迅速繁殖，虽然在 10℃ 以下绝大多数微生物都生长缓慢了，但是仍然有部分细菌可以在较低的温度下存活甚至繁殖。所以，不合适的贮藏温度、食物温度过高、生熟交叉存放等均影响冷藏效果，降低了冰箱的"保险系数"。

冰箱的冷藏室温度，一般在 4～10℃。饭菜自冰箱中取出，马上加热，需要一个逐渐升温的过程。4～40℃ 恰好是细菌繁殖的适宜温度，逐渐加热等于给细菌造成了一个繁殖的良好环境，人一旦吃了加热不彻底的剩饭菜就会拉肚子。

食物在反复冷冻过程中会导致组织细胞大量破坏，组织液流出，大大降低了食物的营养价值。因此，食物在冷冻保存过程中，最好采用分装保存，用多少拿多少，尽量避免食物的反复冻融。

> **细节提醒**
>
> **冰箱储物的原则**
>
> ◆ 冰箱不要"吃得太饱"。为保证冷藏的效果，应在冰箱、冰柜的有效装载限度容积以下使用，不能将冰箱、冰柜塞得太满。
>
> ◆ 生熟分开。冰箱、冰柜内存放食品时一定要生熟分开，避免生熟交叉污染，同时，生食品、原料与半成品，半成品与成品也要分开存放。对较大的冰箱、冰柜可按独立密闭的冷藏（冻）室分开存放，家庭用冰箱应遵循上熟下生的存放原则。
>
> ◆ 食品不要压摞。同一冷藏（冻）室存放食品较多时，要采用隔板、隔架分开放置，防止压摞堆放。
>
> ◆ 食品不要"亲密无间"。直接入口的食品应放在有盖的容器内，盛装散装食品时，其盆、碗等容器要加盖或使用保鲜膜封口后存放，严禁盛装食品容器的底与食品直接接触。需存放较长时间的食品，要用无毒塑料袋装起来后存放。
>
> ◆ 防止混合。非冷冻品、非包装品会使冷冻食品的温度上升，成为污染源，所以不可混合存放。
>
> ◆ "先入先出"。存放食品应遵循"先入先出"的原则，并将食品在保质期内食用或使用完。

关掉电视打开健康

适当看电视可以掌握信息、开阔眼界、增长知识，但过于沉湎电视会给健康带来以下麻烦。

电视斑疹。荧光屏表面会产生大量的静电荷，吸附灰尘。灰尘中大量的微生物和变态粒子如果黏附在人的面部皮肤上，不能及时清除，极有可能使面部长出难看的黑色斑疹，医学称之为电视斑疹。

电视兴奋症。这类症状多见于老年人。他们经常会因为电视节目中的情节而产生联想，引起过度悲伤或兴奋，最终会导致失眠，影响身心健康。

电视眼病。长时间看着闪烁的电视机荧光屏可能会引起眼球充血和流泪。如果连续看四五个小时的电视，可能会出现神经疲劳、视力暂时减退的现象。

肠胃病。边看电视边吃东西会导致消化道功能紊乱。

电视孤独症。3～7岁经常看电视的儿童，一般不愿意与他人沟通交流，会导致性格孤僻。

感冒。长时间看电视，户外活动的时间会相对减少，缺乏新鲜空气和充足的阳光，会造成血液运行不畅，机体免疫力下降，不能适应室外环境，易感冒。

肥胖症。人们看电视时活动相对减少，体内消耗减少，皮下脂肪堆积，容易肥胖。

心血管病加重。有心血管病的人，观看刺激性较强的节目，可诱发血压升高或心脏病等。

除了以上几种疾病外，长时间看电视还容易导致电视腿、尾骨病、颈椎病、糖尿病等。

因此，看电视必须要有节制，不能长时间地看电视。要根据自己的身体情况，选择合适的电视节目。

细节提醒

看电视时注意护眼

◆ **不长时间看电视。**持续看电视1小时，需要让眼睛休息、看远处10分钟左右。每天看电视时间累计不宜超过4小时。

◆ **改善看电视的环境。**使电视机屏幕的中点位置略低于视平线；与电视机屏幕的距离不能太近或太远；看电视时应开一盏5瓦左右的日光灯或15瓦左右的白炽灯，不要让光线直接照在屏幕上。将电视屏幕的亮度和对比度调到舒适的程度。不躺着或斜着看电视。

◆ **适当补充维生素A。**富含维生素A的食物包括鸡蛋、西兰花、胡萝卜、橘子、红枣等，经常看电视和电脑的人应适当补充。

◆ 一出现不适，立即停看电视。若持续看电视后出现眼睛干涩、灼热或异物感和视物模糊，甚至眼球胀痛或头痛症状，应立即停止看电视。可以先做眼保健操，或用湿热毛巾热敷双眼来缓解疲劳。如果通过上述处理仍不见好转，需要立即到医院看眼科医生。

为你家空调消消毒

空调最容易藏匿各种有害细菌，若不及时清洁，便会成为细菌、病毒和真菌的载体，使室内空气污染加剧，对人体健康造成不良影响，干扰人的嗅觉，导致黏膜病以及其他疾病。

此外，必须高度重视的是，空调机的风管、吹风机也很适合病毒和病菌生存繁殖，特别是内机和外机的冷凝器和蒸发器，里面堵塞了大量灰尘和病菌，一旦被吹送出来，将引发较大规模的感染。

因此，为了家人的健康和长期有效地使用空调，应该定期对家中的空调进行全面的清洗消毒。这样不仅能消除空调污染隐患，还可以让空调性能焕发如新，省电节能，延长使用寿命。

空调清洗步骤如下所述。

(1) 切断空调电源，打开盖（面）板，卸下过滤网。

(2) 用抹布或吸尘器除去表面絮状灰尘。

(3) 将空调清洗剂摇匀后均匀地喷洗过滤网、风机、通风口表面。

(4) 装上过滤网和面板，用软布蘸上温水或中性清洁剂轻轻擦拭，然后用干的软布擦干。

(5) 两小时后再使用空调。

另外，对空调的"内脏"进行清洗、消毒最为关键。在清洗空调时，不仅要对外壳、面板及过滤网进行清洗，对内部的冷凝器和蒸发器等特殊构件也要进行定期清洗消毒，因为后者往往是滋生细菌的温床。若自己无法完成清洗消毒工作，可送往专业部门清洗。

> **细节提醒**
>
> 在清洗空调时最好用空调清洗剂。空调清洗剂包装类似于灭蚊喷雾剂，只需对准所需消毒部位轻轻按住喷嘴，就会在空调部件上形成一大片泡沫。待泡沫渐渐消失，启动空调时会通过管道排出浓稠的污液。在这个"洗澡"过程中，会达到抗菌、除螨、消臭、清洗一次完成的效果，还能提高空调制冷效率，节约用电，延长其使用寿命。

清洗电脑消除细菌

清洗电脑不仅仅是为了保持电脑的干净整洁、保证系统稳定或者延长电脑使用寿命，更重要的是保证人体的健康。

对于电脑使用不频繁的用户来说，一般半年清洗机箱内部一次就足够了；经常使用的用户则建议2～3个月清洗一次。

一般来说，键盘上面附着的污垢最多。将键盘拆卸，然后直接用牙刷、洗衣粉清洗键盘表面，风干或者用吹风机冷风吹干后，再进行组装，就可以获得最佳的清洁效果。

鼠标需要做的清洁主要是外部打理，缝隙处用牙签就可以解决。

拆开机箱后，从独立的板卡开始，也就是从独立的网卡、显卡、声卡、视频卡等入手，如果是全集成于主板，从内存下手就可以了。打扫前注意机箱内部结构，以及静电释放。拆卸前最好保证身体没有过多的静电，以免导致硬件的损毁。经过吹和扫之后，用棉花沾上少量酒精擦拭。

CPU风扇需要重点清理，如果散热片的结构较简单，建议将风扇拆下来对金属散热片进行冲洗。但要注意保留散热片上的导热硅胶，如果硅胶已经硬化，就需要除去并且重新涂抹。

主板上一般灰尘不会很多，聚集较多的位置也就是在CPU、芯片组等气流流动较快的地方。一般不需要拆卸下来清理，只要用毛刷将灰尘扫去，并且每一个插槽都用风吹吹，扫一下就可以了。过程和板卡处理相同，同时也需要配合用酒精棉擦拭。

清理电源时，最好能够将电源拆卸下来处理。在大件物品都处理完后，基本上就已经能够确保机箱内部的整洁了。

最后是排线的清洁。排线表面的灰尘不可忽略，可以用棉花蘸上酒精清洗，也可以用湿抹布擦拭表面。在擦去污垢的同时要注意力度，以免内部导线受损。

细节提醒

一些网民在网吧上网时，直接用接触键盘、鼠标的手去揉眼睛、挠皮肤，更有的边聊天边吃零食，上完网后也不洗手。

需要提醒大家的是，网吧是传播疾病的高危媒介。有关医学专家指出，不能只关心上网浏览的内容健不健康，却忽略了个人卫生的健康。网吧里你来我往的各类人群，甚至包括患有传染性疾病者，共同使用一个鼠标、键盘，汗渍、油污、细菌使鼠标和键盘变成了一个个传播疾病的高危媒介，因此上网时一定要注意卫生，要对自己的健康负责。

洗衣服不能大杂烩

人们在使用洗衣机时，为了省事省时间，往往不加选择地把各种内外、大小衣服混在一起洗涤。这种"大杂烩"的洗衣方法非常不合理，既影响衣服的清洁度，又不符合卫生保健要求。"大杂烩"洗衣方法有哪些弊端呢？

不容易洗净衣服。脏衣服脏的程度和部位并不一致，用洗衣机洗衣服是一种机械性的、均匀的搅拌过程，而不像手工洗那样可以对衣服脏的部位重点搓揉。混杂洗涤时，比较脏的衣服很难洗干净，尤其是衣服的领子、袖口等比较脏的部位。

混洗衣服容易交叉污染传染疾病。一般情况下外衣被脏物污染的机会多，尤其是医务工作者或病人。如果将衣服混洗，就有可能将外衣上的脏物、病菌沾染到内衣上去，引起污染致病。

混洗时浅色衣服可能被染色。有些深色衣服在洗涤时会落色到白色或浅色衣服上，影响外观。

洗衣机只能将衣服洗干净，但不具备消毒功能，如果采用"大杂烩"方法洗涤，就会使洗衣机变成传播病菌的"工具"。如何正确使用洗衣机呢？

根据衣服种类、脏的程度分类洗涤。深色衣服与浅色衣服，外衣与内衣分开洗。比较脏的衣服应单独放在洗衣机内用清水浸泡15分钟，开机搅动2~3分钟，先除掉衣服上水溶性污垢的一部分油脂。排放污水后，再换清水加洗衣粉搅动。衣服的领子、袖口等比较脏的部位，可涂些肥皂用手工搓洗干净，然后开机洗涤。

胸罩、口罩、手帕、毛巾等物品宜单独在洗脸盆内搓洗。这样既可洗涤干净，又可防止与其他衣服混洗带来的交叉污染。

内裤、袜子不宜与其他衣服混洗。内裤是肛门排泌物最容易接触的地方，往往含有致病菌，袜子上容易黏附真菌等，放在洗衣机内混洗会使其交叉污染而致病，应尽量使用洗下身的盆或洗脚盆分开洗。

病人尤其是患有肠道传染病者，换下的脏衣服必须经过消毒处理后单独用盆洗涤，不能与健康人衣服混洗。

细节提醒

洗衣机应常清洁

洗衣机内乍看非常干净，但洗衣筒外还有个套筒，洗衣水就在这两个夹层中间来回流动。时间一长，夹层里便会附着大量的污垢。这些污垢不仅在洗衣时对衣物造成严重的二次污染，还危害到人体健康。因此，我们需要经常清洗洗衣机，并且进行消毒。一般来说，新买的洗衣机使用半年后，每隔两三个月就应该清洁消毒一次。

具体方法是：非金属内胆的洗衣机放入含有效氯300~500毫克/升水溶液，开启3~5分钟后排尽；金属内胆洗衣机放入含量为5~10克/升的戊二醛溶液浸泡10~15分钟后排尽。

由于霉菌对温度很敏感，在35℃的水中生存率已很低，在45℃的热水中几乎为零，所以用45℃的热水清洗亦可有效杀灭霉菌。

日光灯使用要健康

电灯虽然改变了人类的工作和生活质量，但人类的生活规律也因此受到了影响，违反了大自然的节奏。这种变化也影响到人体的新陈代谢和免疫功能。要使电灯为健康服务，不但要正确使用电灯的光照度和时间，而且要回归自然——到了夜晚就应当"关灯就寝"。这样不但可以减少"现代病"，而且其他疾病也可少发生或减轻。

为减少人造光对健康的影响，科学家建议的措施是：在台灯、壁灯、落地灯、顶灯上均加罩；荧光灯与白炽灯混用，以减少"光压力"。应尽量减少在灯光下的工作，并注意增加户外活动，多晒太阳；在建筑房屋的时候，要尽量多开一些窗户，并适当增加大窗户，让更多的自然光进入室内。

现代家庭照明光源，一般分为白炽灯和日光灯两种。面积12平方米以上的房间，宜选用20～30瓦的日光灯；面积在10平方米以下的房间，宜选用白炽灯。但白炽灯应装上白色灯罩，以避免直射眼睛，并可通过反射使室内光线柔和。台灯一般不宜采用日光灯，如使用日光灯，可选用带有遮光设施的，以避免日光灯直射。台灯用白炽灯较好，灯泡的上半部可被灯罩罩住。灯泡选用25～40瓦为宜。客厅可安装吊灯或吸顶灯做大灯，小灯可用壁灯或落地灯；卧室宜用壁灯、床头灯，灯泡宜用15～25瓦的；厨房灯具应远离炉灶，以免受到煤气、油烟、水蒸气熏染；卫生间的湿度大，应设置有防湿功能的灯具，灯泡选用10～15瓦的即可。

中小学生做作业时，一般在台灯下，台灯的灯泡宜选用白炽灯。根据灯与桌面的垂直距离来选用灯泡光度的大小，如灯与桌面距离20厘米，灯泡为15瓦；40厘米，灯泡为25瓦；50～60厘米，灯泡为40瓦；100厘米左右，灯泡为60瓦。学习用的桌子，应放在灯光的右侧，使光线从左前方射来，以免被遮挡。

细节提醒

废日光灯管不要晾衣物

有的家庭用废日光灯管晾毛巾、手帕，以为干净、卫生。殊不知日光灯管内含有汞、荧光粉及少量氩气等有毒物质,在受潮的情况下,如果灯管两端被侵蚀或灯管本身有小裂缝,管内的各种有害物质就会逐渐渗出。尤其在气温较高时,汞的渗出更多,会污染毛巾、手帕,危害人体健康。若这些有害物质直接进入眼睛,可造成视力减退甚至失明。因此,应及时处理掉废日光灯管,不要留作他用。

用微波炉要防微波

微波炉是应用微波加热的原理和特点而设计制造的一种加热装置。微波炉烹调的原理,是让食物吸收微波能量,形成食物内部分子间的互撞并将其转化为热能,在很短时间内即可完成加热过程。微波炉有杀菌作用,而且在烹饪过程中,可保存蔬菜、水果中的大部分维生素C,是较为理想的烹饪用具。

微波炉的炉体采用金属材料制成,微波不可能穿透。炉门的玻璃采用特殊材料加工而成,并有金属防护网和载氧体橡胶,以及炉门封闭和门锁等安全防护装置,可以防止微波泄漏。一般来说,只要按说明书上的要求使用,微波炉对人体健康不会造成损害。

炉门处有了问题,如炉门有损伤、炉门铰链松动移位、炉门平面遭破坏、焊接点开脱等,则会出现微波泄露问题。使用时应注意这些地方有无问题,如发现上述情况应立即停止使用,送往专门维修点检修。

一旦微波炉有微波泄漏,人在使用时便会伤害眼睛,也可能会引起头晕、睡眠障碍、记忆力减退甚至心动过速、血压下降等症状。

使用微波炉,必须按照说明书上的规定正确操作。微波炉运行中,不可把脸贴近炉门观察炉内食物情况;启动微波炉后,人应离开微波炉;烹调完成,待微波炉鸣笛结束后,再拔掉电源,稍停取出食物;在烹制食物时,应参考说明书,根据食物的不同,制定加热时间;尽量不要用微波炉煮带壳、带硬皮的食物,以免发生危险;为了防止微波炉的微波泄漏,在开炉门时动作要轻,不可猛开猛关,以免炉门碰伤;微波炉内严禁使用金属器皿,也不可把金属餐具放入炉内,否则会损坏炉内磁控管,或者食物不能被加热。

> **细节提醒**
>
> **使用微波炉的注意事项**
>
> ◆ 烹调块状食物体积要小。食物体积越大，到达食物中心处的微波强度就越弱，烹调的时间就会越长，这样既浪费电又延长了微波炉的使用时间，同时烹调效果也较差。
>
> ◆ 不能直接烹调冷冻食品。用微波炉烹调冷冻食品会造成食物外层熟透而中心仍然冻结或半生不熟。
>
> ◆ 食物不能盛在金属器具中烹调。
>
> ◆ 没有食物或搅拌器不转动时都不能开机运行。
>
> ◆ 一般不能将微波炉与有磁场的收音机、电视机等安放在一起或距离太近，否则将影响炉膛内磁场的分布，造成微波炉功效降低。此外，还要注意清洁卫生，防止汤汁、油污等污染炉灶内膛而影响烹调效果，每次使用后都应用软布将炉灶内外打扫干净，保持清洁。

清除厨房健康隐患

厨房和我们每个人的健康息息相关，厨房里有很多健康隐患，要加以注意。

不要反复擦洗铝锅。时下的厨房用具有不少是铝制品，铝制品用一段时间后，表面会形成一层氧化铝，对内部铝起到保护作用，如用硬物擦洗铝制品，一会破坏氧化铝层而影响使用寿命；二会使铝过多地进入食物中，影响人们的身体健康。

不要用隔夜自来水。很多人都有一种习惯，清晨用水时往往一打开水龙头就刷牙、洗脸、做饭，更甚者直接饮用自来水。但最新的研究发现，隔夜水龙头往往藏有很多细菌，而且水中会有过多的金属物质，人们如果长期饮用这种水，可能会出现腹泻、腹痛、恶心、呕吐等消化道症状，对健康非常不利。所以，早晨起来用自来水时，最好先将水龙头拧开，让水流一会再用，而不要将水龙头拧开后就直接饮用。

不能什么都进消毒碗柜。目前多数家庭有了电子消毒碗柜，对于越来越注重身体健康的人们来说这是件好事。可有的人什么东西都往消毒柜里塞，这是不对的。如搪瓷制品是在铁制品的表面镀上一层珐琅制成的，而珐琅里含有对人有害的珐琅铅及铜化物，尤其是色彩艳丽的油彩一般还含有镉，在高温下它们会逐渐分解，附着于其他用具上，装食物进食时就会危害人体健康。某些塑料制品也会在高温下分解出有毒物质，也不宜放在消毒碗柜里消毒。

切生熟食品的刀、菜板要分开。家庭厨房一般比较窄小，加上吃熟食的机会不很多，有的家庭就生食和熟食都使用同一把菜刀和同一块菜板。最多是在使用前用开水烫一下"消毒"，但细菌往往不可能因开水短时间的加热而被消灭干净，很容易造成熟食被污染，人进食后易生病。故菜刀在切熟食时应煮一会儿，菜板则应有专用于熟食的。

细节提醒

厨具不宜"超龄服役"

抽油烟机的平均使用寿命约为7年、灶具为8年、热水器为6年。但目前厨卫市场"超龄服役"现象严重，仅北京家庭"超龄服役"的厨房家电设备就已过半数以上，消费者对于厨卫家电的"隔段检查"更是"零概念"。

由于长期的"超期服役"，这些厨具处于不安全的工作状态，导致损耗增加，功率下降，并给使用者的健康带来隐患。

儿童家具安全实用

多姿多彩的家具无疑能发挥孩子的想象力和创造力，但买儿童家具时，应把安全实用放在第一位。

在给孩子买家具时，不仅要注意色彩、造型、图案的选择和搭配，首先要注意的还是安全实用性。要考虑到儿童因其好动的天性，很容易磕碰受伤，所以在挑选家具时应选择那些无尖利的棱角、坚固不易破碎的，如塑料或木头的。

为激发孩子的想象力，可以选用色彩鲜亮的家具，让房间看上去活泼有趣。此外，物品的形状与形象同样可以促进孩子创造力的形成。在夜色环绕中的月亮会让孩子感觉是在星空里旅行；夸张的带有曲线外形的家具则会让孩子认为自己是在造访一个卡通世界。家具的尺寸也应当与孩子的身材相称，因为孩子总是长得很快，所以他们的家具要适应他们成长的需要。

有时候，孩子会在家长不留意的情况下，在墙壁上、地面上留下脏手印，或者铅笔、蜡笔、圆珠笔甚至毛笔、木炭之类的痕迹。家长可选择一些易于清洗、更换容易、防滑且安全性好的装饰材料（如普通粗面吸水地板砖、木质地板等），这样，即使被宝宝弄脏了也容易清洗干净，也可避免宝宝玩耍时滑倒摔伤，从而给宝宝提供自由、安全的活动空间。

细节提醒

儿童房间要注意照明

由于儿童天真活泼，活动量大，因此儿童房间的全面照明度一定要比成年人卧室高；书桌的灯具不仅要求光线充足，而且要求光线均匀、柔和不刺眼。尽量避免使用落地灯，以免儿童绊倒而发生触电事故；不要使用那些瓦数大、易过热的灯泡，以防儿童烧伤或引起火灾。此外，还应当在儿童的房间内安装一盏低瓦数的夜明灯，或者在其他灯具上安装调光器，方便儿童夜间起来小便，亦可避免儿童因怕黑而影响睡眠甚至哭闹受惊。

硬木家具有益健康

随着生活水平的提高和家庭装饰装修观念的变化，人们更换家具的频率也越来越高，而家具是否有益于身体健康，也越来越被人们所重视。

做家具的木料对健康有很大影响，有些木料对人体有益，而有些木料对健康有害。

那么，选购硬木家具应选择什么样木料的呢？

用檀香木、紫檀、黄花梨等名贵材料制成的传统硬木家具不仅从审美、文化等诸多方面给人们以艺术的享受，更重要的是具有一定的环保性能。而且，传统的硬木家具还具有独特的药理作用，长期生活其间，有益身体健康。

用樟木制作的家具有防虫作用。而紫檀不同于樟木，香气比较淡，优雅、沁人肺腑，衣服纳于其间，日久生香。另外，酸枝木与香枝木类也都有一些淡淡的清香，弥漫在空气中对人的身心都有益。

当然，在众多的硬木材料中，对身心最有益的首推海南降香黄檀，俗称黄花梨，亦称"降压木"，原产于海南岛罗山尖峰岭低海拔的平原与丘陵地区，《本草纲目》中称为降香，有降血压、血脂及舒筋活血的作用。用海南降香黄檀制成的家具，如床榻与椅凳之类，对睡眠与养神最为有益，长久使用会舒骨舒筋、气血充沛。

细节提醒

劣质家具大都存在以下严重的缺陷，消费者在选购家具时应注意识别。

柜类家具的柜体结构松散，榫结合部位不牢固，有断榫、断料情况。抽屉无榫，无槽，屉底无带；屉结构处松散，榫结构处不施胶。

用料严重不合理，使用刨花板条、中密度板条做衣柜的门边、立柱、前称、屉称等承重部件。

穿衣镜无后身板、无压条、用钉子定位；玻璃樘板用钉子做托销，极易造成玻璃破碎，危及人身安全。

功能尺寸不符合标准规定的要求。如：大衣柜的挂衣空间高度达不到1350毫米，深度达不到520毫米等。

沙发框架采用钉子结构，不开榫，不打眼，不施胶，结构松动、不牢固。

用塑料绳绷扎弹簧和面料；簧丝直径、用簧数量不符合标准规定。

外观粗糙。木家具的薄木和贴面大面积开胶，油漆色花严重；软垫和沙发包布牙线不直，多处跳线；产品无商标，未注明产地和企业名称，未贴质量等级标志。

少用塑料袋有利健康

塑料制品是以石油为原料的，塑料生产不仅消耗大量的不可再生资源，而且会产生大量污染。废弃后的塑料再利用价值低，再生产成本高，且回收困难，在环境中不易降解，焚烧处理又会造成二次污染。非降解塑料制品的大量使用和不当处置，降低了土地质量、浪费了资源、增加了环境压力。

塑料制品中含有邻苯二甲酸盐、酚甲烷等人工合成化学物质，这类物质起类似激素的作用，对人体的内分泌系统造成影响。人体的内分泌系统是一个稳定的平衡系统，各种激素在体内达到一种平衡。类激素物质进入体内，就会打破原有的平衡，导致人体内分泌系统失调，产生各种病症。

此外，邻苯二甲酸类衍生物中，很多是酯类，不易溶于水，但能溶于加温过的或者脂肪性食品。专家提醒：尽量不要使用塑料袋来装饭菜等食物，尤其是不要盛装热食物。

早点摊为了省钱，直接用塑料袋装包子、油条；有的用塑料袋盖在装炒粉、炒面的盘子上，防止灰尘落入食品上；还有的用碗等餐具盛装食品后，在餐具外面再套个一次性白色塑料袋供人们食用。

这种看似卫生的做法，实际上并不卫生。这些小摊点使用的一次性塑料袋，大多是由聚氯乙烯和聚苯乙烯制成的再生塑料袋。这种塑料袋的原料很多是取自垃圾站收捡的废旧塑料，有的是工业废弃物，甚至是医用垃圾塑料。在加工过程中，人们并未对这些塑料进行消毒处理，故含有大量病菌和致癌物。

如果用这种塑料袋盛装含油类食品及温度超过50℃的食物，袋中的铅就会溶入食品中，并释放有毒气体，污染食品。人吃这种含有毒性的食物以后，极易引起呕吐、腹泻等，还可导致胆结石、肝系统病变，严重者会造成积蓄性铅中毒。

避免铅困扰的最好办法是：选择可多次使用的布袋或菜篮购物；使用可降解的塑料袋或塑料制品；不用塑料袋装饭菜。

为了自己的健康，请不要用一次性再生塑料袋包装食品。

> **细节提醒**
>
> **怎样识别有毒塑料袋**
>
> 从外观上也能识别有毒、无毒塑料袋。一般无毒的塑料袋呈乳白色、半透明或无色透明，有柔韧性，手摸时有润滑感，表面似有蜡；有毒的塑料袋颜色混浊或呈淡黄色，手感发黏。无毒塑料袋比重小，当塑料袋置于水中，并按入水底，可浮出水面；有毒塑料袋则恰恰相反。如果用手抓住塑料袋一端用力抖，发出清脆声者则无毒，声音闷涩的则有毒。

逛超市的健康细节

大多数超市的散装粮食、干果、果脯以及速冻饺子、汤圆之类没有任何防尘设施，直接裸露摆放供顾客挑选，有些虽然在容器上配有防尘的盖子，但也是形同虚设，在无人购买时亦长时间呈掀开状态。有些顾客在购买米之前先用手抓起一把捻一捻、闻一闻再放回去，这些都对散装食品造成了污染，消费者在购买这类食品时要谨慎。

曾有专家在对一些大型超市的购车篮使用频率和污染程度做过调查后指出，商家最少应2～3天对小推车、购物篮进行一次清洁消毒。可是很多大型超市的购物车和购物篮都是把手油腻，篮内网格、角落以及底部污渍斑斑，存在各种性状的残留物。

病菌生长繁殖一个重要的条件是温度，温度越适当，繁殖就越快。超市很温暖，是病菌栖息的理想场所。患有呼吸道传染病的顾客在咳嗽、打喷嚏和谈话时，往往有飞沫小滴喷出，病原体也随之附着在货篮上。一个篮子，每天都有成百上千的人提拿，其间难免被病毒性肝炎和结核等传染病人排出的病菌污染。即使是健康人提拿，因各人手上沾染的病菌和个人对病菌的抵抗力不同，也可能出现病菌感染的情况。

顾客在购物时要注意提篮和购物车的卫生状况，尽量少用或不用提篮和购物车，若非用不可，应注意回家后做好自身的清洁和消毒工作。

另外，老弱病残孕等免疫力比较低的人群最好不要逛超市，因为超市大多封闭得很好，空气不流通，在流感等传染病多发的时候，很容易传染病菌。

细节提醒

不要在商场或超市逗留时间过长

在商场或超市购物时最好避开高峰期，时间不要超过1小时。每逢节假日，商场、超市都会出现购物高峰，难免出现人挤人的情况，人多必然导致空气质量下降。因此，应尽量避免高峰期时购物，注意选择通风场所好的商场或超市购物，不要长时间驻留。另外，儿童抵抗力低，易受危害，购物时间最好不超过1小时。

第二章

运动健身，强壮生命之本

懒洋洋地蛰伏了大半个冬季，随着春天的临近，要加强锻炼了。春季不锻炼，一年四季都打不起精神，春天的健身计划势在必行。

春季的体育锻炼一定要讲究科学性，时间以黄昏为宜，运动地点选择在室外，科学的运动健身能改善呼吸、新陈代谢及血液循环的状态，越练越精神。

春季锻炼不宜出汗过多，到刚出汗的程度就可以了。锻炼结束时还要立即擦干汗液，换上干净衣物，以防着凉。步行、爬山、跳绳、慢跑、室外体操等，都是很好的春季运动。

外出晨练不宜太早

春季太早进行晨练，效果并不一定好。

春天早上的气温一般很低，并不适合进行锻炼。太阳升起一段时间后，气温开始回升，才是锻炼的最佳时机。这时候，太阳驱散了晨雾，植物开始进行光合作用，放出氧气，空气的透明度有所增加，合适的气温也使人的手脚更容易伸展。

一些地区早晨的雾气较重，坚持早起锻炼并不是一个很好的选择。在大雾条件下，空气中的杂质不容易消散，各种病原微生物也比较多，而且锻炼时肺活量加大，会吸入大量的有害物质和病原微生物，影响身体健康。

因此，应该在太阳出来、雾气消散之后再进行锻炼。

已经习惯早起的人，可以先在户内做一些不太消耗脑力和体力的活动。经过一夜的休息，人体各脏器的功能尚处在较低水平，需要一段时间来恢复正常。

专家建议，应在太阳出来之后进行晨练，并尽量选择太阳可以直射和有草有水的地方。春天的太阳并不灼人，反而会使人体有温暖的感觉。晨练过后，特别是有心脑血管疾病的人，应在心跳等恢复正常之后再洗澡。如果过早洗热水澡，会造成体表毛细血管扩张，用血量增大，而影响到心、脑以及其他重要脏器的正常血液供应，容易发生危险。

另外，晨练时还要注意天气变化，不要风雨无阻，在雾天、雨天、大风天、阴天最好不要晨练。雾天，由于气压较低，风速较小，空气中的废气废物不易消散，空气严重污染。晨练时，呼吸加快，容易吸入较多的有害物质，易诱发气管炎、咽喉炎、眼结膜炎、鼻炎、鼻窦炎以及变态反应性疾病等；大风天，人在强烈的逆风条件下锻炼能量消耗大，会引起心脏病或呼吸系统疾病。阴天，不要到树林中锻炼，以免二氧化碳中毒；雨天，降水后路滑，易摔跤。

细节提醒

专家认为，在空腹状态下进行晨练，无异于开着"没油的汽车"，随时都会使你感到乏力、恶心、头晕。心脏原本有毛病的老年人还有可能突然摔倒，甚至猝死。所以，晨练前最好先吃点东西。

晨练前应选择含糖量多的食品和易消化的流质食物，如热牛奶、点心、藕粉、发糕、粥、鸡蛋饼、燕麦片等。能有一两碟可口小菜如素炒胡萝卜丝、白菜丝等青菜更好，吃的要有营养，但量不必太多。

根据体质选择运动

很多人不知道如何选择适合自己的运动方式。有人因为运动方式不适合未能坚持，或因没有效果最终放弃，也有人因运动不当而造成损伤。所以，选择适合自己的运动方式很重要。

那些身体瘦弱、脂肪少、肌肉力量不强、体力也不佳的人,往往内脏器官也不太强健。这些人运动时,应该先慢慢增强体力,可进行散步、快步走、慢跑等运动,逐渐强化肌肉力量、持久力及身体柔韧度,然后再进行力量训练。

有些人看起来瘦弱,但却有很多脂肪,肌肉力量和内脏器官的功能往往不佳。适合这类人的运动是步行、爬楼梯、跳绳、游泳等能促进脂肪燃烧的运动。

体重在标准范围内,但臂部、臀部以及腹部到大腿的脂肪超过标准的人,只要肌肉和关节没问题,可参加任何运动,如打球、游泳、骑马等。但如果不经常锻炼,就不能突然参加剧烈运动。运动前的热身运动是十分必要的。

各部位脂肪较多(肌肉相对较少)、体重过重、骨骼支撑能力弱、日常生活中爬几级楼梯就会气喘吁吁的人,应该多做有氧运动,如游泳,这样可以消耗脂肪。还可常做静态的伸展运动,以强化肌肉、骨骼。值得注意的是,由于肥胖者都有患高血压的倾向,在运动前应先量量血压,并注意动作的正确性,千万不要做过度剧烈的运动。身体状况不好时应停止运动,不可操之过急。

细节提醒

不同类型的人适合的运动

◆ 阴虚型:身体消瘦,面颊潮红,口舌干燥,尿黄便秘,心烦少眠等。应多练气功、打太极拳、钓鱼等。

◆ 阳虚型:喜热怕冷,四肢倦怠,大便稀溏,易恐易悲,情绪不佳。最适宜的体育活动有散步、慢跑、打乒乓球、游泳。

◆ 痰湿型:身体虚胖,肌肉松弛,四肢无力。应戒除烟酒,选择哑铃、拉力器、投掷、跳跃、慢跑等运动项目进行锻炼。

◆ 气滞血淤型:面色晦暗,口唇、眼眶发黑,舌头发绀,皮肤干燥,指甲干瘪。跳绳、踢毽子、扭腰转身、全身按摩等,有利于身体各部位都活动起来,帮助气血运行。

◆ 气血两虚型:面色苍白,心慌气短,头晕目眩,手脚麻木,容易出汗。每天早晨起来做广播操、打太极拳、散步、慢跑、按摩四肢及胸腹,对调整气血、增强体质有很大帮助。

年龄不同运动不同

20岁左右：可选择高冲击的有氧运动，如跑步或拳击等。这些运动能帮助你解除外在压力。同时，跑步还能激发创意、训练自己，而拳击能培养信心、克制力与面对冲突的能力。

30岁左右：攀岩、滑板运动、溜冰或武术等。除了减肥，这些运动能加强肌肉弹性，特别是臀部与腿部；还有助于增加活力、耐力，能改善你的平衡感、协调感和灵敏度。

40岁左右：选择低冲击的运动，如远行、爬楼梯、网球等。这些运动能增加体力，加强下半身肌肉，特别是双腿。如爬楼梯，既可以出汗健身，又很适合忙碌的城市上班族天天练习；网球则是非常合适的全身运动，能增加身体各部位的灵敏度与协调度。而在心理上，这些运动让人神清气爽，可缓解紧张和压力。

50岁左右：适合的运动包括游泳、重量训练、划船，以及打高尔夫球。游泳能有效加强全身各部位的肌肉与弹性，特别适合疗养者、孕妇、风湿病患者、年纪较大者；重量训练能坚实肌肉、强化骨骼密度，提高其他运动能力。心理上，游泳兼具振奋与镇静的作用，专心地划水让人忘却烦恼；重量训练有助提高自我形象满意度，让压力与烦躁都随汗水宣泄而出；打高尔夫球则可让人更专心、更自律。

60岁以上：散步、交谊舞、瑜伽或水中有氧运动。散步能强化双腿力量，有助于预防骨质疏松与关节紧张；交谊舞能增强全身的韵律感、协调感和优雅的气质，非常适合不常运动的人；瑜伽能使全身更富弹性与平衡感；水中有氧运动主要增强肌肉力量与身体的弹性，适合肥胖、孕妇或老弱者健身。

细节提醒

女性各阶段的运动计划

◆ 20岁左右：处于这个阶段的女性，身体功能正处于鼎盛时期，心律、肺活量、骨骼的灵敏度、稳定性及弹性等各方面均达到最佳点。锻炼可每天进行，也可隔天进行一次，每次大约做30分钟增强体力的锻炼。然后做20分钟的心血管系统锻炼，方法是慢跑、游泳和骑自行车等。

◆ 30岁左右：这个阶段的女性，身体功能已超越了顶峰。久坐办公室的人更要注意伸展运动，方法是仰卧，尽量将两膝提拉到胸部，还可以试着将两腿分别上举，尽量举高，保持30秒钟，反复数次。

◆ 40岁以上：超过40岁的女性应选择不仅有利于保持良好的体型，而且能预防常见的老年性疾病，如高血压、心血管病等的运动项目。此年龄阶段的女性由于体能比较弱，所以锻炼的强度不要过大，每星期进行两次即可。可以选择网球、游泳、慢跑、跳舞、散步等。

运动时间黄昏最佳

要知道什么时间运动最好，就要知道运动最基本的原理：通过加快新陈代谢来排掉体内垃圾，同时让身体内部得到更新，那么最需要的就是新鲜的氧气。

很多人都会有这样的误区，认为清晨的空气最新鲜，其实不然。由于昼夜的温差导致清晨的空气中灰尘比例大大提高，而空气中灰尘量最小的时候便是在黄昏时段，具体时间根据季节的不同有所改变。

科学家发现，下午3～6点是人体生理周期最适宜运动的黄金时间，因为受脑部生理周期节律的指挥，此时的人体体温处于最高点，肌肉最有弹性，人的反应快、力气大、不易受伤，而脉搏跳动与血压则最低。一般人下午2～4点体温最高，之后就开始下降，反之，体温在早晨起床前3小时之内是最低的。如果运动，则达不到最好效果。所以最佳运动时间段不是清晨而是黄昏。从生理科学角度而言，下午无疑是锻炼的最佳时机，此时身体反应最好，肌肉最柔软，很适合"锻炼族"；"放松族"如果运动是为了舒缓压力，那么任何时间做舒缓运动都适宜；"夜猫族"尽量在睡前3小时之前运动，太靠近睡觉时间运动，可能对心脏不利，也可能因兴奋反而不易入睡。

> **细节提醒**
>
> **生活细节最佳时间**
>
> ◆ 大便——晨起最佳。
> ◆ 开窗换气——9～11点和14～16点。
> ◆ 锻炼——15～16点或晚间。
> ◆ 洗澡——临睡前。
> ◆ 减肥——饭后45分钟,连续走20分钟,大约1600米,重复一次更好。
> ◆ 刷牙——进食后3分钟以内。
> ◆ 睡眠——晚上10点左右最佳。
> ◆ 护肤——睡前。
> ◆ 喝茶——饭后1小时。
> ◆ 喝牛奶——睡前半小时。
> ◆ 吃水果——饭前1小时。

掌握科学的运动量

无论是体育锻炼还是运动训练,都应该合理安排运动量。运动量过小,就达不到提高内脏器官功能的目的。而运动量过大,不仅达不到增强体质的锻炼目的,往往还会对锻炼者的健康产生不利影响,并影响学习或工作。一般用客观生理指标的测定和锻炼者的主观感觉来分析,便可知道运动量的安排是否合适。

客观生理指标的测定。目前常用指标包括锻炼前后及安静时的脉搏、血压、体重、肺活量、心电图、尿蛋白、血色素等。

测量脉搏是一个最简便易行且最能反映机体情况的指标,如果安静时的脉搏与以往比较是逐渐下降或者不变,则表明机体反应良好,运动量安排合适,并且还有潜力。每分钟脉搏的正常变化幅度为2～6次。如脉搏频率变化超过10次/分钟以上,说明机体反应不佳,如无疾病或其他原因,则说明运动量过大,应予以调整。

安静时正常的血压变动范围应在1.3千帕（10毫米汞柱）以内，体重变化不超过0.5千克。如血压明显升高，肺活量显著下降，体重持续减轻，且减轻幅度超过正常体重的1/30时，说明运动量有可能安排不当，要引起注意。

尿蛋白也是评定运动量是否适宜的一个常用指标。可以连续地测定训练后或次日早晨的尿蛋白的量，如果训练的开始阶段增加，而后逐渐减少，说明锻炼者对运动量从不适应到适应，是一个好现象。如果开始时增加，而后数量不仅不减少，反而逐渐增加，恢复也慢，说明身体不适应，所安排的运动量应予以及时调整。

主观感觉。其内容包括自我感觉、睡眠、食欲、锻炼欲望等。如果锻炼后自我感觉良好，精力充沛，有劲，睡得熟，吃得香，很想参加运动，锻炼后肌肉有轻度酸痛，并有疲劳感，但经过一夜的休息次日早晨即可恢复正常，则说明运动量安排合适。如果在锻炼后感到精神萎靡不振，全身乏力，胸骨及肝区有疼痛感，头昏脑涨，运动后感到特别疲倦，睡不好，吃不香，易出汗，不想练习，则说明运动量需做出适当调整。

国际医学界推荐，对健康产生积极影响的体力活动量为：每周活动3次以上，每次持续30分钟以上，强度为中等。其判断标准是：稍微感觉疲劳，心率相当于最大心率的60%～70%。

运动应立足于个人能力和目前的活动水平，运动量、强度和类型尽量满足个人要求，以方便为原则。缺乏日常锻炼的人，一定要逐步增加运动量，尤其要重视运动前的准备活动和运动后的恢复活动，以避免运动损伤。

细节提醒

给自己的运动量打分

◆ 睡眠1小时记0.85分。计算一下你每天睡几个小时，就按这个单位的乘积记分。

◆ 案头工作、阅读、吃饭、看电视、坐车等静止活动的运动量最低，把消耗在这些活动上的时间加起来，每小时记1.5分。

◆ 悠闲缓慢的散步，每小时记3分；快步走，每小时记5分。

◆ 慢跑每小时记6分；快跑每小时记7分；游泳、滑冰每小时记8分；各种球类运动和田径运动每小时记9分；骑自行车每小时记4分；做体操、跳舞每小时记3分。

◆ 家务劳动每小时记5分。

一天的各项活动结束后，就可以把以上的分数加起来。如果获得的总分数在45分以下，说明运动量不够，应设法增加活动量；如果总分数在45～60分之间，就说明运动量正合适；如果总分数超过了这个限度，只能说明运动量已经过度，对身体没有更多的益处，应该调整一下运动尺度。

运动后的5大禁忌

忌立即休息。剧烈运动时，心跳会加快，毛细血管扩张，血液流动加快，同时肌肉有节律的收缩会促使血液很快地流回心脏。此时，若立即停下来休息，则肌肉的节律性收缩会停止，原先流进肌肉的大量血液就不能通过肌肉的收缩流回心脏，会造成血压降低，出现脑部的暂时性缺血，引发心慌气短、头晕眼花、面色苍白，甚至休克等症状。

忌马上洗浴。剧烈运动后，人体为保持体温的恒定，皮肤表面血管扩张，毛孔张大，排汗增多，以便于散热。此时，如洗冷水浴会使血管立即收缩，血液循环阻力加大，机体抵抗力降低，人很容易感冒；如洗热水澡则会继续增加皮肤内的血液流量，使血液过多地流进肌肉和皮肤中，导致心脏和大脑供血不足，使人出现头昏眼花、休克等症状。总之，长时间在运动后洗浴会诱发各种慢性疾病，应注意避免。

忌暴饮止渴。有的人在剧烈运动后常感到口渴，喜欢暴饮凉开水或其他饮料，这样既会降低胃液的杀菌作用，又影响了胃肠的消化和吸收功能。此外，喝水速度太快也会使血容量增加过快，加重心脏的负担，引起体内钾、钠等电解质代谢发生一时性紊乱，严重的可出现胸闷、腹胀等症状，甚至出现心力衰竭症状，非常危险。

忌大量吃糖。运动后过多吃甜食会使体内的维生素B_1大量消耗，使人出现疲倦、食欲不振等症状，从而影响体力的恢复。因此，剧烈运动后最好不要吃甜食，可多吃一些富含维生素 B1 的食品，比如吃个煮鸡蛋就是很好的选择。

忌饮酒解乏。剧烈运动后喝酒会使酒精以最快的速度进入血液，对肝、胃等器官的危害比平时更严重。时间一长，还可能引发脂肪肝、肝硬化、胃炎、胃溃疡等疾病。

细节提醒

运动后适当放松有益健康

全身放松的内容应包括上肢放松活动、下肢放松活动和全身休整活动。

◆ 上肢放松活动：站立，上肢前倾，双肩双臂反复抖动至发热为止。

◆ 下肢放松运动：仰卧、举腿、拍打、按摩，抖动大腿内、前、后侧和小腿，以及臀、腹、侧腰部。团身抱膝放松运动：双手抱膝，下蹲，低头，反复上下颤动至腰椎发热止。

◆ 全身休整运动：站立，屈膝，双手体前扶地，充分运用气息，深吸气于胸，"屏息"（即不呼也不吸，不是憋气）缓慢吐气于腹（即丹田）。如此反复几次，同时上肢慢慢抬起、直立，直至脉搏恢复至运动前为止。

后退行走有益健康

晨练场中，经常有一些后退着走路的人，他们采用这种锻炼方式，是因为后退走不仅可以锻炼双腿，而且还有很多别的好处。

"后退走"又叫"倒走行"，其动作要领是：后退，膝盖不弯曲，步子均匀而缓慢，双手握拳，自然下垂，在身体两侧协调地前后摆动，头后仰，挺胸并有规律地呼吸。

"倒行"时，双腿用力挺直，膝盖不能弯曲，这增加了膝关节和股肌承受重力的强度，可以使膝关节周围的肌肉、韧带和大腿肌都得到锻炼。又因为"倒行"时脚尖虚着地，主要着力于踝关节和足跟骨，所以这些相应部位都能得到很好的锻炼。

另外，后退行走时，要留意行走的方向，所以对空间的感知能力将因此得到锻炼而增强；还要掌握平衡，以防摔倒，所以主控平衡协调作用的小脑可以得到积极的训练，使小脑调节肌肉紧张度及协调随意运动等功能得到增强，从而有利于提高人的反应能力。

后退走时腰身挺直或略后仰，这使得脊柱和腰背肌承受的重力和运动力比平时更大，锻炼了向前行走却得不到充分锻炼的背肌，有利于气血顺畅。

后退行走时，动作频率较慢，还可自行调节步伐，体力消耗也不大，很适合体弱者、冠心病及高血压患者等不宜做剧烈运动的人。在其他运动锻炼结束后再后退走，还有助于舒缓激烈的心跳和消除疲劳。

后退走在室内室外皆可进行，但要选择平整、无障碍物的地方进行，切不可在车辆往来、人多、物杂的地方进行，更不宜在低洼不平的路上走，以免摔倒，尤其老年人更应注意安全。

细节提醒

倒走的几种简单步法

常步：即倒走的平常步，是倒走最基本的步法。倒走的摆臂与正走不同，正走时臂是从后向前发力，倒走时则相反，臂是从前向后发力。

拧步：走势似女孩发辫，可称辫子步。后退时，右脚向左，左脚向右，双脚似在铁轨上互相换位成辫子步，角度的大小，以自己舒适为度。

尖步：用脚尖、脚掌倒走，这是倒走中一种很好的健身步法，因为它能在较长时间中反复刺激足上的经脉和穴位。但它有一定的难度，没有很强的耐力和平衡能力，不易进行。

这3种步法，是经常用的基本步法和关键步法，其健身效果的共性是：有效地锻炼了下肢的骨骼，特别是胯（髋）、膝、足关节得到了充分和多角度的活动；增加了下肢肌肉和韧带强度，特别是正走中活动较少的肌肉群。倒走还增强了腰腿的柔韧性和灵活性；提高了变换重心、保持平衡的能力。

跳跳绳能锻炼大脑

运动可提高心脏功能，加快血液循环，使大脑享受到更多的氧气与养分。运动还能促进脑中多种神经质的活动，使大脑的思维与反应更为活跃、敏捷。凡是有氧运动都有健脑作用，特别是弹跳运动，能使机体供给大脑充分的能量，如跳绳、踢毽子、跳皮筋、舞蹈等。

跳绳是最为普及的健身运动，不受时间地点的限制，也不需要特别的运动器械，是最受欢迎的运动方式，对健脑特别有帮助。

人在跳绳时，以下肢弹跳和后蹬动作为主，手臂同时摆动，腰部则配合上下肢活动而扭动，腹部肌肉收缩以帮助提腿。同时，跳绳时的呼吸加深，胸、背、膈、腹等所有与呼吸有关的肌肉都参加了活动。这是一项全身综合控制的运动，而大脑也必须不停地运动。因此，跳绳能锻炼大脑，锻炼全身神经系统。

跳绳时，手握绳头，不停地做旋转运动，能刺激手掌与手指的穴位，从而疏通手部经络，使分布于手和上肢的 6 条经络气血畅通，贯通大脑，对大脑、脑垂体等组织发生作用，增加脑神经细胞的活力，提高思维能力。

跳绳对脚也是一种良性刺激。人体的另外 6 条经脉起止于脚部，跳绳能促进下肢 6 条经脉的气血循环。因此，通过跳绳运动使经络通畅，通调气血，可达到醒脑、健脑的作用。

人在跳绳之后，会感到精神舒适，精力充沛，这正是跳绳达到的健脑效果。不过，跳绳时要讲究方法和掌握运动量。每分钟弹跳达到 120 次的跳绳，连续 5 分钟，相当于 750 米的跑步活动量；持续跳绳 10 分钟，与慢跑 30 分钟或跳健身舞 20 分钟消耗的热量相当。跳绳是耗热量大的运动，达到活血醒脑的目的就行了，过量了就会让人产生疲劳感。

细节提醒

跳绳注意事项

◆ 应穿质地软、重量轻的高帮鞋，避免脚踝受伤。

◆ 选择软硬适中的草坪、木质地板和泥土地等场地，切莫在坚硬的水泥地上跳绳，以免损伤脚骨。

◆ 身体较胖的人和中年妇女宜双脚同时起落，上跃不要太高，以防止单脚跳时关节因过于负重而受伤。

爬楼梯更有益健康

现代城市的高层建筑越来越多，一般都在五六层以上，许多中老年人都把爬楼梯当作一大负担。其实，爬楼梯是一项理想的健身运动，对身体大有好处。健康学权威肯尼斯·库珀的研究结果表明，每天爬5层楼梯，可使心脏病的发病率比乘坐电梯的人低25%。一个人爬10分钟的楼梯所消耗的热量，比散步多4倍，比游泳多2.5倍，比打乒乓球多2倍。如果沿着6层楼梯上下2～3趟，相当于慢跑800～1500米的运动量。还有人做过统计，一般每日上下楼梯的人都比住平房的人健康。

爬楼梯时，由于两臂用力摇动，腰、背、颈、腿的各个关节、肌肉都不停地活动，可使肺活量增大，血液循环加速，消耗体内脂肪，促进人体的能量代谢，有利于增强心肺功能，增强肌肉、关节的力量、弹性和灵活性。因此，爬楼梯对于人体减肥和预防肥胖病、冠心病、高血压、糖尿病等都有好处。

当然，爬楼梯也要讲究科学的方法，锻炼的时间不宜太长，要根据身体的状况，一般以15～30分钟为宜，同时以慢步登梯为主，一步一个台阶，速度要均匀，步态要沉稳而有节律。

细节提醒

爬楼梯要适度

爬楼梯有很多好处，但下楼梯时，膝关节、踝关节要承受整个身体的重量，不断重复这个动作，会人为加大这些关节的活动量，受压的强度会急剧增加，关节受到磨损的可能性就会增大，对身体不利。所以，爬楼梯也要适度。

> 专家还特别提醒中老年人或者身体过于肥胖的青年人，用爬楼梯法锻炼身体，要掌握分寸和方法。爬楼梯的速度与持续时间应掌握好，应采取慢速度、逐步加长时间的方式，同时，锻炼时应始终以适中强度进行，以不感到吃力为度。

常跳跳舞也能防病

跳舞是许多人喜爱的娱乐活动，适当跳舞有益于身心健康和社会交往。跳舞能使人心情舒畅，情绪愉悦。情绪愉悦能使大脑皮质得到很好的休息，对消除精神紧张、提高学习和工作效率，以及延缓大脑的衰老均十分有利。

迪斯科是一种没有规定动作，可即兴发挥的自由舞蹈。跳迪斯科时人的身体摇摆幅度大，四肢伸屈灵活有力，可使全身大小关节，如颈、肩、肘、腕、指、髋、腰、膝、踝关节等得到充分的活动和锻炼，对防止中老年人易患的腰腿疼、肩周炎和颈椎病等均有积极的作用。同时有助于锻炼颈、肩、背与上下肢肌肉的力量。

交谊舞也称交际舞，是国际广泛流行的一项舞蹈活动。交谊舞节奏明快，气氛热烈，能给人们创造一种非常良好的情绪，使人乐而忘忧。优美悦耳的舞蹈音乐又能给人以美的享受，把舞蹈动作和音乐的旋律融合在一起，能产生一种特殊的振奋精神的效能。

跳交谊舞还是一项较好的体育活动和健身方法。有人做过试验，跳1小时华尔兹相当于步行2000米。跳舞时，人处于运动状态，心肌收缩加强，心脏输出血量增加，血流速度加快，对心脏是一种锻炼。同时，运动时呼吸加深加快，能改善器官功能。此外，跳舞对预防中老年人易患的高血压、动脉硬化、消化不良等颇有益处；还有助于改善人体脊柱功能，预防弯腰弓背，提高人体的平衡能力，促进动作的灵活性，使脑力活动得到调节。

跳舞对身心健康有利，但也要注意以下几个细节。

舞场要宽敞通风，湿度适宜。舞场过小或人员拥挤时，室内空气变得污浊，使人呼吸不畅，同时也容易传播呼吸道传染病。

每次跳舞的时间不宜太长，要掌握间歇。如果长时间处于光线暗淡、节奏强烈的环境中，人的情绪往往因过度兴奋而容易导致疲劳感。如果终日迷恋于跳舞，就不属正常娱乐的范围，会给人的身心健康带来危害。

要避免舞蹈动作过度旋转、摇摆或肢体关节的扭动。否则，有些人会发生难以控制的眩晕或头胀、倦怠、胸闷等，通常称之为"跳舞综合征"。因此，中老年人或患有高血压、心脏病的人，更要注意动作适度和量力而行。

参加舞会时要注意公共卫生和个人卫生，不要在舞场吸烟、随地吐痰、乱丢果壳。为防止舞伴之间传播疾病，参加跳舞的人最好戴薄手套。吃糕点冷饮前要洗手，不要用手直接拿食物。患有肝炎、肺结核、痢疾等传染病的人不应参加舞会。初孕妇女最好不要跳舞，尤其是跳迪斯科等运动量大的舞，以免造成流产。

细节提醒

要选择合适的舞蹈

舞蹈除了陶冶情操、促进人际关系外，还对冠心病、头昏、失眠、多梦、心烦、肌颤等疾病有良好的疗效。中年人若患有这些病症，在具体使用舞蹈疗法时，首先宜选择相应的舞曲节奏和舞蹈的动作节奏。一般而言，应选取能调节人体生理节奏的音乐，每分钟60拍以上的节奏具有兴奋、促进生理生化进程的作用；而舒缓的节奏可消除机体的紧张疲劳。其次宜选择适合的舞种和方式。要以参与舞蹈活动为主，以兴趣和熟悉的舞种为主，以集体舞为主。舞蹈时间可安排在晚上，隔日1次，应量力而行，不可过分劳累。

第二编 夏之恋

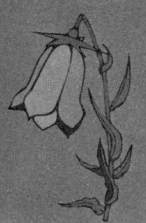

——美丽夏日健康行

提到夏天就不能不提火辣辣的太阳,让人不能忍受的气温。可是在夏天燃烧的不仅是气候,在这个缤纷多彩的季节,多种服装搭配美妙上场,这样的风景并不是每个季节都能见到的。美丽的裙子、曼妙的身材,点燃了火热的夏季。

可是,这个季节也成了许多女孩想逃避的季节。肥胖以及各种影响美的因素成了许多女孩的心病。其实,只要你勇敢地面对现实,努力瘦身,排除身体毒素,就能成为一道靓丽的风景。

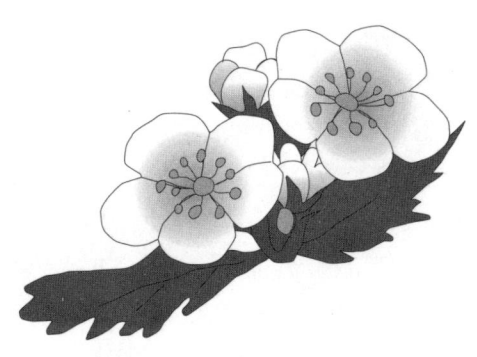

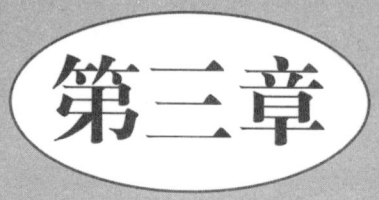

第三章

美丽前沿，让靓丽无边

> 夏季，皮肤容易失去平衡。中性的皮肤往往会变成油性或干性。这时，人们应根据季节的变化来美容护肤，以使自己的皮肤得到最佳保护。
>
> 一般夏日的紫外线对皮肤构成的威胁最大。它会使皮肤角化失去弹性，造成早衰，还能引起黄褐斑和日光性皮炎的发生。外出时，最好戴帽打伞，同时在脸上或暴露部位涂些防晒霜，这样能有效地抵御紫外线对皮肤的伤害。

选择合适的防晒品

防晒品的选用必须谨慎。客观上讲，防晒指数的高低能够反映出防晒产品紫外线防护能力的大小。SPF指数越高，所给予的保护便越大，但SPF值的增长与摒挡紫外线的能力并不成正比。

通常最低防晒品的防晒指数为SPF2～6，中等防晒品为SPF6～8，高等防晒品为SPF8～12，SPF12～20范围内的产品为高强防晒产品，SPF值在20～30之间的产品为超高强防晒品。防晒品的选用要根据职业和具体的使用环境来确定，不要盲目选用SPF值高的产品，因为防晒剂在吸收紫外线的同时，对皮肤也有一定的刺激作用，过量的紫外线吸收剂会成为皮肤沉重的负担。

防晒品的选择一般可参照以下内容：一般类型皮肤的人，SPF值以8～12为宜；对光敏感的人，SPF值在12～20之间的为宜；上班族只是在上下班的路上接触阳光，为了使肌肤舒服透气，SPF值在15以下即可，以面部防晒为主；在野外游玩、海滨游泳时，人的肌肤完全裸露在阳光下，需选用SPF值在30以上的防晒品。

另外还有一些事项需注意。

（1）游泳时最好选择防水的防晒护肤品，但除游泳外，少用为佳。因为这类产品多为油包水乳化型，涂在皮肤上有一种不透气的油腻感，使皮肤呼吸不畅。

（2）在紫外线照射较强的季节如春末、夏季、初秋，所选用的防晒品SPF值也应高些。

（3）敏感性皮肤应挑选植物配方的防晒品，避免因化学成分引起的敏感反应；还可使用含有维生素E及不含防腐剂的产品。另外，可以选择含有二氧化钛的太阳油，因为二氧化钛是一种天然过滤器，不但能反射有害的紫外线，而且能避免皮肤的过敏性反应。

（4）如果使用果酸护肤品，应使用防晒指数较高的物理性防晒品，来加强对皮肤的保护，防止新生的皮肤受到伤害。

细节提醒

防晒指数高的防晒品要谨慎选用

防晒指数高的防晒品在防晒功能上当然比一般指数的要好得多，但是，指数高的防晒品通常油腻，涂抹在肌肤上容易造成毛孔阻塞，增加皮肤负担，并让人有不适感，与其这样，不如选择适合自己的防晒品，以达到真正防晒的功效。

晒后修复补充水分

皮肤经过日晒都会有灼热感，所以晒后最好选用具有镇静、抗炎效果的护肤品，来稳定敏感脆弱的肌肤。这类护肤品中多含有如海藻胶、再生素、胎盘素、牛肝萃取液等成分，对于皮肤细胞具有促进新陈代谢、活化、再生及清除自由基离子的作用。

可以先用护肤品将化妆棉完全蘸湿，放在冰箱的冷藏室内。10分钟后取出，轻轻拍在面部。对于鼻尖、额头和双颊这类容易脱皮的地方，应敷10～15分钟，以补充表皮流失的水分，并让护肤品中的营养成分被迅速吸收，减少皮肤的老化症状。

肩膀、背部等大面积的部位应用纱布蘸冷藏过的饱和生理盐水或清水敷，约20分钟取下，以消除日晒后的灼热感。还可选用富含薰衣草、甘菊、杏仁、金盏花等天然镇静舒缓成分的清洁、护肤品；防止肌肤干燥老化、产生皱纹。

日晒后，应该注意补充大量水分，以免水分快速蒸发。而维生素C能抑制黑色素的生成，避免色素沉着，下面就介绍几种含有维生素C的蔬菜水果。

黄瓜、西红柿、猕猴桃等果蔬含有丰富的水分和维生素C，用黄瓜汁敷脸可补充皮肤失去的水分，还可治疗红肿脱皮；而西红柿和猕猴桃具有抗氧化成分，可抵抗自由基对皮肤的侵害。另外，果蔬的水分能补充皮肤在暴晒后所丧失的水分，恢复皮肤的弹性。

细节提醒

防晒乳只要1瓶就行了吗

平常只要选择防晒指数为SPF15的防晒保养品就可以了，但如长期曝晒在阳光下，去海边玩则应该选择防晒指数高的防晒品，以达到完全防晒的效果。所以最好准备数瓶不同系数的防晒品搭配使用，让防晒效果更有保障。

喝绿茶有助于防晒

绿茶中的儿茶素有很强的抗氧化功能，将含有绿茶成分的护肤品涂抹在皮肤上后，即使被强烈的阳光照射，亦可让导致皮肤晒伤、松弛和粗糙的过氧化物减少约1/3。

美国阿拉巴马大学从 2001 年起就开展了绿茶与防晒问题的研究。他们发现，阳光中的紫外线会刺激皮肤产生大量过氧化物，它会使人的皮肤变得粗糙和失去弹性。

科学家们请试验者分别涂抹了由绿茶中提炼出来的儿茶素和不具有任何效用的安慰剂，再把每个人放于猛烈太阳下，结果发现，事前涂抹了儿茶素的人，皮肤中的过氧化物含量较另一组少了 1/4～1/3，即皮肤受阳光损害的程度较轻微，从而证明绿茶中的儿茶素具有防晒功效。

饮用绿茶的防晒效果跟涂抹绿茶护肤品的效果相同，都可以减少皮肤中过氧化物的含量。

在夏季可多喝绿茶，以减少皮肤中的过氧化物，达到防晒效果，使皮肤更健康白皙。

> **细节提醒**
>
> **几种防晒美容的饮食**
>
> ◆ 酸奶。酸奶会将皮肤调节成理想的弱酸性状态，它具有很强的漂白作用，可以淡化暗斑、黄褐斑，令皮肤白嫩、细腻。
>
> ◆ 大蒜。大蒜的强力杀菌和消炎作用可很好地消除暗疮。暗疮比较明显的人，在洗澡时可用 1 大匙脱脂乳加 2～3 滴大蒜精华素涂于脸部并进行按摩，加上洗澡水的蒸汽，有很好的效果。
>
> ◆ 芝麻。肌肤粗糙是由于日晒后没有彻底清除老化角质层，芝麻可以很好地改善这个问题。

慎用化妆品利健康

化妆品都是化学合成品，虽然有对人体保护和美化的功能，但多少也会挥发出各种有害物质，对皮肤产生刺激作用，有些甚至会引发皮肤水肿、瘙痒、斑疹等皮肤病。

概括而言，化妆品对女性的危害主要有：产生过敏反应，引起皮肤细菌感染，引起皮炎，有毒物质被吸收入体内引起慢性中毒，劣质化妆品在阳光的照射下产生"光毒性"反应等几个方面。

为了防止化妆品对人体的危害，在使用化妆品时应该注意以下几个方面。

（1）一旦发现自己皮肤对化妆品有不良反应，应立即停用。

（2）化妆品中含有脂肪、蛋白质等物质，时间长了容易变质或被细菌感染。化妆品应选用新鲜的，一般在3～6个月内用完，并贮存在阴凉干燥处。

（3）为防止化妆品中的有毒物质如水银及致癌物质的危害，应选用经卫生部批准的优质产品。

（4）在使用一种新的产品前,要先做皮肤试验,无发红发痒等反应时再用。

（5）寒冷干燥的冬天宜用含油性大的化妆品,春夏秋宜用水分大的化妆品。

（6）在饮食前擦去口红，以免随食物进入体内。睡眠时应将皮肤上涂的化妆品洗去，不要带妆入睡。

（7）油性皮肤者应选用水包油型的霜剂，干性皮肤者应选择油包水性的脂剂，皮肤娇嫩者应选用刺激性小的化妆品，小孩最好都不用。

细节提醒

口红应慎用

口红的主要成分是羊毛脂、蜡质和染料，容易引起过敏反应，如嘴唇黏膜干裂、剥落，有时感到嘴唇发痒或轻微疼痛等。而且口红中的羊毛脂有较强的吸附性，可将空气中的尘埃、细菌、病毒及一些重金属离子吸附在嘴唇黏膜上。人在说话、喝水、吃东西时，就会将口红和附在上面的有害物质带到嘴里，吃进体内，影响健康。

尤其注意不要给小孩涂口红，因为小孩的嘴唇黏膜更容易吸收上述有害物质。

为了健康，女性宜少擦口红，或涂淡口红。当发现有轻微发痒和异常感觉时，就应该将嘴唇洗净，暂停涂口红。

用盐洗出娇嫩肌肤

也许你用过很多不同的洗面乳，但是你可能不知道，生活中唾手可得的"盐"其实是最佳的天然美肤剂。只要在洗澡时，花上一点时间、一点巧思，就可以轻松拥有光洁肌肤。

在沐浴泡澡后，大量的水汽使皮肤毛孔张开，此时可抓一小撮盐，放在手掌心，加上少许水拌匀，再轻柔地清洗脸部。刚开始时由于盐的粒子较粗，可能会有少许痛感，感觉上就跟磨砂膏一样，因此清洗动作宜尽量轻柔。

洗完后，用温水将盐洗净，最后再用冷水拍一遍即可。坚持用盐洗脸，皮肤会变得愈来愈光滑细致。肤色也会变得愈来愈健康，且易于上妆。

盐浴法还可改善过敏性皮肤炎症。

刚开始先用水将身体打湿，然后轻轻地从上到下全身抹上一层盐，若太过用力时皮肤干燥的部分会痛，所以只要轻轻地抹即可。涂完以后休息一两分钟，汗流出来后就可以用水把盐洗掉。

再放两大匙盐在浴缸里，搅拌均匀，泡进浴缸让身体温热，约5分钟就会流出汗来。浴毕不要用力擦拭身体，只要以毛巾轻按身体以吸收水分就可以了。

细节 提醒

盐水浴对治疗背部的青春痘、斑点也有效

若后背或胸部长了青春痘或黑斑，采用盐水浴，即可方便、有效地去除它们。只需洗澡时在重点部分多涂些盐，并勤加按摩，即可有效地消除痘痘和斑点。

时尚美甲不利健康

随着时尚美甲的流行，很多女性都喜欢将指甲弄得漂漂亮亮的，但时尚美甲背后存在着一些健康隐患，应该引起注意。

把指甲表面锉薄，易引病上手。 贴仿真指甲之前，美甲师会先用专业锉刀把指甲表层锉薄，这种做法对健康危害很大。指甲本身是一个完整的结构，把指甲表面锉薄，无疑等于打开了门户，让微生物肆意侵犯，极易引发手部感染。

美甲使用的用具很少消毒，很容易交叉感染。现在美甲师普遍缺乏专业知识，在为顾客美甲之前并没有仔细辨别顾客是否患有灰指甲等传染性疾病，且美甲工具仅用热水浸泡一下，就又给下一位顾客使用。即使没有伤口，也可能引起交叉感染。美甲工具必须经过严格消毒，否则，引起真菌交叉感染的概率很高。仅用热水或酒精消毒是不足以杀死真菌的，建议使用火焰消毒法或高压蒸汽灭菌法。喜欢美甲者有条件的话，最好自己配备一套专用的美甲工具。

劣质指甲油可能导致女性不孕。美甲店大多使用廉价的指甲油，有些指甲油含有一种叫作酞酸酯的化学物质，若长期使用，易引起孕妇流产及生出畸形婴儿。

细节提醒

美甲后应注意的问题

◆ 指甲涂过指甲油，不应直接用手拿食物吃。指甲油干了之后会剥落掉，当手指接触食物时，指甲油中的毒性物质会随食物进入人体，长此以往，体内毒性积聚，会造成不良后果。

◆ 勤洗手。因为怕指甲上画上美丽图案会掉色，很多人多会减少洗手的频率，这样手上将积存大量细菌，有可能因此导致不同病症。

◆ 每个月最好能有1周的时间不使用指甲油。

上网女孩美容必读

长时间上网，电磁辐射会对容颜造成很大伤害。女性应该注意以下几项美容提示。

面部防护。屏幕辐射产生静电，最易吸附灰尘，长时间面对，更容易导致斑点与皱纹。因此上网前不妨涂上护肤乳液后加一层淡粉，以略增皮肤抵抗力。

彻底洁肤。上网结束后，第一项任务就是洁肤，用温水加上洁面液彻底清洗面庞，将静电吸附的尘垢通通洗掉，再涂上温和的护肤品。久之可减少伤害，润肤养颜。还要准备一瓶保湿爽肤水，脸不舒服时用化妆棉涂上或是喷上，可以去油保湿，预防小痘痘。

养护明眸。切勿长时间上网，尤其不要熬夜上网。平时准备一瓶滴眼液，以备不时之需。上网之后可用黄瓜片、土豆片或浸透冻奶、凉茶的纱布敷在双眼上，闭目养神几分钟，这样可缓解眼部疲劳，营养眼周皮肤。

增加营养。经常上网的人，要注意增加营养。B族维生素对脑力劳动者很有益，如果睡得晚，睡眠的质量也不好，应多吃动物肝、新鲜果蔬；肉类、鱼类、奶制品能增加记忆力；巧克力、小麦面圈、海产品、干果可以增强神经系统的协调性，是上网时的最佳小零食。此外，不定时地喝些枸杞汁和胡萝卜汁，对养目、护肤功效显著。尽量少喝碳酸饮料。

细节提醒

网民一族要多喝温水，因为温水比较容易被吸收。果汁之类的饮品，虽然有维生素，不过每天一两杯就足够了，否则其含有的糖分还需要身体里的水分来稀释，会消耗体内的水分；凉水会刺激胃，所以补充水分还是温开水最好。白天至少要喝 1.0~1.5 升温开水。

饮食也要注意，不要吃过于刺激的食物。

警惕眼袋衰老信号

眼睛永远是女人抵抗衰老过程中需要特别关注的。女人一般在 25 岁以后就会陆续出现眼袋，眼袋的出现不仅影响视觉美，还会阻碍眼部的血液循环。如不悉心调理，随着年龄的增长，恶性循环后，眼袋会越来越明显。要消除眼袋，需要从日常生活做起。

首先，要保证充足的睡眠。睡眠的长期不足，是过早出现眼袋的重要原因。由于眼睛周围的皮肤非常薄，化妆或卸妆的时候，动作要轻柔，切忌用力拉扯皮肤。画下眼线时以不拉动眼皮为原则。

在洁面的过程中，最好用化妆棉擦洗眼睛周围的皮肤，以避免粗糙的毛巾对眼周皮肤的拉扯。眼部卸妆则要用专用的卸妆液，以彻底卸除一般的和油性的防水眼部化妆品，滋润眼部肌肤，防止污垢、暗尘滞留在皮肤中所引起的老化。

尽量多运动，常做脸部、眼部按摩，促进局部血液循环，并尽可能少吃过咸或过辣的食物。睡前吃太多口味过重的食物、喝太多的水，都容易使眼部水肿或出现眼袋。

日常饮食中经常咀嚼胡萝卜、芹菜或口香糖等，有利于改善面部肌肤。平时还应常吃些胶体，注意膳食平衡，优质蛋白、动物肝脏及西红柿、土豆之类的食物，可对此部位组织细胞的新生提供必要的营养物质，对消除下眼袋大有裨益。

为了消除下眼睑松垂或眼袋，最好每天能斜卧在一块斜面木板上几分钟，以增加面部血液循环，改善面部肌肤营养状况，防止过早出现皮肤衰老。

细节提醒

应根据自身肤质和年龄选用适当的眼部滋养品。避免选用过于营养而不适合自己的眼霜，造成眼部脂肪颗粒。

掌握眼霜的正确使用方法：顺内眼角、上眼皮、外眼角、下眼皮做环形按摩，使肌肤均匀、充分地吸收营养。另外，应注意早晚洁肤后都要使用眼霜，之后再涂抹面霜等，并注意避开眼部。如需要在眼部化妆，注意应使用专门用于眼部的遮瑕膏、化妆品以及卸妆液，防止对眼睛造成刺激和伤害。

定时保养纤纤素手

手部的皮脂腺很少，角质层发达，所以很容易变得干燥、老化，老废的角质层堆积，让手看起来粗糙、黯淡、失去光泽。手每天暴露在外，再加上我们经常用手做事，便很容易因外界环境及自身生活习惯而受损。所以更需要加以照顾、好好保养。

洗手最好用温水和香皂。切忌用肥皂洗手，洗手之后立即使用专用的护手霜，以保护双手不受水和外界污垢的刺激。若干脏活，要戴上手套。

做完家务，用食醋或柠檬水把手洗净，抹上含有皮肤需要的各种维生素及营养脂的护手霜。入浴后和就寝前，手上应多擦一些油性大的乳液，仔细按摩，以保持皮肤光滑。

常用温水浸泡双手。 如果在水中加点淀粉效果更好。也可在水中加各种果汁，在这种液体中泡上 10～15 分钟，擦干，抹上营养霜；当手特别粗糙时，可以在睡前将手洗干净，涂满护手霜，戴上手套就寝，第二天早晨，手就会变得滑润如初；手因粗糙而生毛刺时，可用指甲刀将毛刺剪掉，将手指放在温热的橄榄油中浸泡一会儿，效果会更好。

夏天最主要的是防晒。 阳光不只是将手部肌肤晒黑而已，还会让肌肤产生斑点、皱纹，所以防晒乳液的使用是不可或缺的。骑机车时，记得戴上手套，夏天遮太阳，冬天可挡寒风。紫外线穿透玻璃是很容易的，开车的人在日晒强烈时，也得戴上手套。

每周 1 次用去角质霜、润泽或保湿面膜以及护手霜来加强保养。 每天早晚保养脸部时，用沾了化妆水的化妆棉擦完脸之后，顺便擦拭手背；擦乳液、日晚霜时，顺手将多余的量涂抹在手中，长期坚持，能对保养手部肌肤起到显著效果。

细节提醒

手膜小配方

◆ **蜂蜜蛋清膜**：将 1 汤匙蜂蜜、1 个鸡蛋清加数滴橄榄油和少量的面粉混合并打至起泡，然后敷在手上约 5 分钟，再用温水洗净。这个手膜不仅可以收紧皮肤，还可增加皮肤的弹性。

◆ **蛋黄蜂蜜手膜**：将 1 只蛋黄及 1 勺蜂蜜混成糊状敷在手上，15 分钟后用温水洗掉，对手有滋润作用。

◆ **柠檬蛋清手膜**：把 1 个蛋清和数滴柠檬汁混合，然后敷在手上，待 10 分钟后洗净，此手膜可收紧及漂白皮肤。

用心呵护你的双足

足是人体精气之根,中医认为:"人之有足如树之有根,树枯根先竭,人老足先衰。"人体有12条正经,8条奇经,其中6条正经,3条奇经从足部经过,双脚共有66个穴位。这些经络和穴位与人体各部器官相联系,故称足为人体的第二心脏。

由于足部离心脏最远,又处于人体的最低位置,血液回流缓慢、供血相对较少,是身体血液循环最易受阻的位置,所以中医又有"上病取下,百病治足"之说。

这在身体里起关键作用的双足,还要承载一个人的重量,每天跑上跑下,进进出出。人一生所走过的路程足以绕地球4圈。

用心呵护我们的双足吧,为了健康,请不要忽略对它的保养和关爱。足部保健专家们推荐如下措施以使我们的双足更健康。

按摩双足。双足其实就像身体健康的镜子,足底的反射区事实上反映了身体的器官及循环系统的状况,每天给予适当的足底按摩不但能促进血液循环,释放压力,还可增进身心健康。

用热水泡足。用热水泡足,好处多多,这早已被明文记载于医学典籍中:"春天泡脚,升阳固脱;夏天泡脚,湿暑可解;秋天泡脚,肠胃润泽;冬天泡脚,丹田温灼。"这也解释了为什么足底按摩前后,要用热水泡足的原因。

拉伸脚趾。拉伸脚趾之前,先坐在一个置于地板的矮板凳或者枕头上,并将一足水平地置于地板上;然后用力地向下按压每一个脚趾,持续30秒钟,你的脚趾将有拉伸感,做两遍。可以利用任何时间做该练习,仅需4~5分钟。

细节提醒

如果你的脚上有了鸡眼或茧疤,请不要使用剃刀割,以免感染,去茧过度也会对脚造成伤害。

如果趾甲相对地常常出现剥落、颜色混浊等不好的状况,可能是身体出了毛病,要加以注意。要多摄取富含锌、铁等矿物质的食物,以帮助维护趾甲的健康。

切记不要用指甲刀以外的剪刀乱修剪趾甲，而且以修掉过长的趾甲、剪出平口方形为原则，不要多剪两旁的趾甲。

几种情况不宜烫发

现在，烫发的人越来越多了，但烫发在使人更漂亮、更精神的同时也存在一些问题，应加以注意。烫发并非人人都适合，因为烫发离不开化学药水，以下几种人不宜烫发。

未成年人不宜烫发。少男少女们身体正处在发育阶段，烫发既影响头发的生长，也有可能损伤头皮。

孕期与哺乳期妇女不宜烫发。此时她们的头发脆弱，易脱落，烫发会加剧头发脱落，且化学制剂对胎儿及婴儿不利。

脱发者。不论是脂溢性或营养不良性脱发，烫发都会加重症状。

野外作业者。因常受阳光照射，会使头发干枯、断落，如已烫发，最好用头巾、草帽等进行保护。

头癣患者。头癣是一种真菌感染性皮肤病，本身就有脱发现象，治疗期间烫发会加重病情，影响治疗。

湿疹患者。湿疹是一种变态反应皮肤病，若烫发，化学药水会成为致敏物质，使湿疹更加恶化，所以未治愈之前，切莫烫发。

细节提醒

烫发的保养

洗发时应选用微酸性的洗发香波，以免潮湿的头发过分膨胀（不要使用碱性香波），采用焗油护发，以养护受损头发，使其易于梳理。刚烫好的头发，晚上应戴上头套睡觉以维持发型不变。洗澡后应使用塑料发卷，按烫发时卷发波纹将头发卷起来，并且使用定型剂（如发胶等）保持发型，不要频繁烫染头发。

乱用香水有损健康

越来越多的人在使用香水，但香水的使用却存在很多健康隐患。尤其在夏天，太阳很大，肌肤更容易受到攻击，如果胡乱使用香水，会给女性的健康带来许多伤害。

香水过量涂抹可能导致全身发炎。香水中含有微量的铜，再经阳光照射，光线中的紫外线会使香水起化学反应，会使皮肤产生红肿、刺痛等，甚至感染皮炎。所以，使用香水绝不能过量，如果有过敏反应要立即停止。

一些浓郁香水中会含有人工芳香剂。现在市面上的各种芳香剂，都和自然的花香不同，虽然它们模拟的是自然花的香味，但多采用的是化学香精类物质，其香味分子的浓度大大超过天然花香分泌的浓度，有可能对人的呼吸道、皮肤及中枢神经产生不良作用。

无论是在公共场所还是在家里，最好别使用过于浓郁的香水。尤其是患有过敏性哮喘、皮炎、呼吸系统疾病的人。

可食用香水也为健康埋下了隐患。女性食用的香水胶囊是种挥发油，经由胃肠道吸收到血液，再从尿液、汗水中排出，能使人体带香。长期过量服用可能造成中毒，伤害脑神经。

使用香水无可非议，但是一定要科学使用，以免危及自身健康。

细节提醒

警惕劣质车用香水的危害

劣质车用香水中香精和酒精含量过高，香味过于浓郁，特别是在气温较高的夏天，香水的挥发性较强，所产生的气味容易使人产生头晕、恶心等症状。在此提醒有车一族，在气温较高的夏天，应警惕劣质车用香水成为健康"隐形杀手"。

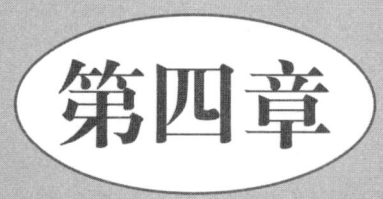

第四章

减肥塑身，秀出完美身材

> 夏季裙装是不少女孩的最爱，而此时，身上的赘肉成了女孩的心病，如何去掉这些恼人的赘肉，让那些可爱的裙装不再遥远呢？减肥成了此时许多女孩的必修课。运用正确的减肥方法，减掉赘肉的同时还能拥有健康，何乐而不为呢？

合理饮食是减肥的首选方法

减肥其实并不像想象中那么困难。但不幸的是，很多肥胖者在坚持减肥饮食两三周后就放弃了。其中原因很多，部分为自身毅力不强，部分为减肥计划不合理。

真正合理的减肥计划除包括运动之外，最重要的就是要合理搭配饮食，只有合理摄入食物才能既保证身体的营养又能达到减肥的目的。

时下，在减肥的人群中大多数认为减肥的关键在于少吃或不吃脂肪，这种看法对吗？国外有一项肥胖的统计资料表明，在美国现在有22%的人不吃或少吃含脂肪的食物，但仍有34%的人过于肥胖，而10年前只有26%的人过于肥胖。德国一位营养学家研究后得出结论，如果每100克含3700千焦热量的脂肪被热量大大减少的其他食品所取代，那么身体就会缺少通常所需的热量，于是大脑便会发出饥饿的信号，促使人早些去进食。而且这样还会使人产生一种错觉，即认为吃的反正是含热量少的食物，多吃点也没关系，结果往往会比平时吃得多很多，这样不仅未能减肥，反而增加了体重。

法国营养学家指出，不含脂肪的食物不利于健康，某些脂肪酸是生命之需，是人体新陈代谢不可缺少的物质。当然，脂肪摄入过度也不好，每人每天有60克左右的脂肪就能满足人体的需要。

那么，减肥的关键究竟是什么呢？专家们指出，是在于饮食结构要合理，营养需平衡。一个人正常的饮食应摄取包括脂肪在内的40多种营养物质，哪一种都不可缺。只是要适当减少食物中的热量，选择低能量膳食。

低能量膳食是在满足蛋白质、维生素、矿物质、膳食纤维和水这5大营养素的基础上，适量减少脂肪和糖类的摄取。所谓"适量"是指摄入量少于每日人体消耗量，二者之差导致能量负平衡。

合理的减肥饮食只有坚持1个月以上，方能显效；只有坚持半年以上，方能维持疗效；只有坚持1年以上，方能形成习惯，受益终生。

营养学家算过一笔账：如果一个人每日能量负平衡达到840千焦，换句话说，其每日消耗的能量超过其摄入的饮食能量达到840千焦（相当于25克粮食产生的能量），1个月后便可减轻1千克体重。如此坚持下去，减肥终能成功。

细节提醒

芹菜、菠菜、空心菜等属于粗纤维蔬菜，多吃有利身体健康，在减肥时可多摄取。此外还可以少量摄取富含蛋白质的食物，如牛奶、牛肉、蛋清、海鱼等食物，以此来保证运动时所需要的热量。但要一直坚持下去。

女性减肥关键时期

排卵期。这个阶段黄体生成激素会在雌性激素之后大量分泌，为女性带来身体与心理上的些许改变，例如新陈代谢速度慢慢下降，食欲大增。

这段时间除了采用渐进方式将每天摄取的能量与消耗的能量打平之外，最重要的就是提高新陈代谢功能。

月经来临前1周。这个时段女性可能出现腿肿，腰酸背痛，便秘等现象，即所谓的经前综合征。此时的瘦身计划要顺应身体的自然舒适性而改为温和的瘦身方式，比如频繁的按摩指压，以缓解腿部水分滞留与便秘现象。

月经期。此时体温较低，新陈代谢缓慢，所有激烈的瘦身运动及特殊饮食控制都可能带来压力，搞得自己不舒服，更别谈什么瘦身好成绩了。因此，在月经来潮这段时间，必须好好放松，补充丰富的铁质与纤维质食物，多散步，做些简单的暖身操活动筋骨就可以了。

月经结束后1周。在这段时间雌性激素大量分泌，生理细胞也跟着活跃起来，消化好、吸收好、代谢也快，生理与心理都处于巅峰状态，再配合饮食控制与运动燃脂，可以收到事半功倍的效果。

细节提醒

把握一天中的瘦身时刻

◆ 早晨6～9点。早上是人一天中新陈代谢最旺盛的时候，脂肪不易堆积，早餐是新的一天获取能量的重要来源，可以选择含丰富蛋白质的早餐。

◆ 中午12点至下午2点。午饭要吃得丰盛均衡，鸡肉鱼肉、蔬菜水果都对健康有益。

◆ 下午4点30分。此时需补充能量，可吃一个苹果，这样既补充了体力，又抑制了盼望即将到来的晚餐的欲望。

◆ 晚上9点至次日早晨6点。这段时间进食最容易发胖。一定要强迫自己养成每晚9点以后就不再进食的习惯。

几种蔬菜帮你减肥

含碳水化合物过高的蔬菜也会使人发胖，所以，减肥的人在吃蔬菜时也应科学地选择，下面介绍几种低热蔬菜。

白萝卜。白萝卜含有丰富的纤维素、粗纤维和木质素，经常食用能避免脂肪在皮下堆积。

土豆。每餐只吃全脂牛奶和土豆，可以得到人体所需要的一切营养元素，并且它所含的热量低于谷类，是理想的减肥食物。

辣椒。辣椒素能促进脂肪的新陈代谢，防止体内脂肪积存。

竹笋。竹笋具有低脂肪、低糖、多纤维的特点，能促进肠道蠕动，帮助消化，是肥胖者的减肥佳品。

冬瓜、黄瓜。这两种瓜类都含有较多的水分，并含有多种营养素，其中的丙醇二酸具有抑制糖类物质转变为脂肪的作用。

海带。海带含碘、藻素等成分，有促进新陈代谢、降低血清胆固醇之作用，多食既可减肥，又可预防动脉粥样硬化。

韭菜。韭菜富含纤维素，可促进肠蠕动，有较强的通便作用，帮助消化。

细节提醒

柚子属于柑橘类（多吃柑橘可控制体重），纤维含量很多，易产生饱腹感。然而它的热量却很低。柚子含有丰富的果酸等，能有效刺激胃肠黏膜，影响营养物质的吸收，从而抑制食欲。柚子还含有特殊氨基酸，能够抑制胰岛素分泌，抑制血糖在肝脏内转化为脂肪。柚子是低热量食品，所以，就算吃多了一点，它的热量也不会被迅速转化为脂肪。

其他如李子、柑橘、西瓜、桃子等，都有丰富的食物纤维，能降低人体的血糖和胆固醇，减少脂肪的吸收，保护心脑血管。

甩手大步走能减肥

想让下半身更窈窕，最简单有效的方法，就是走路。

上下班是瘦身的大好时机，可以采用"甩手大步走"的方式。这种方式的好处在于可以瘦腰、瘦背、瘦臀，让手臂没有赘肉，它也是最好的全身运动。

运用这种方式时首先要收腹、抬头、挺胸、缩臀，步伐尽量跨度大，手要大幅甩动，做最大的运动，像阅兵的女兵走路法，只是腿不必踢正步。散步也可利用此法。一定要将挺胸、收腹、甩手等动作做到位，如果甩手不挺胸，就会软塌塌的，达不到预期的效果。

走路时尽量全身放松，对周围事物不要过分关注，保持上身平稳，膝关节微微弯曲，保持松膝、松腰、松髋。意念要放在脚尖上，以免放在足跟上，足跟着地过于用力会引起足跟肿痛。呼吸要短促有力，速度以自己感觉轻快舒畅为宜，不要太急太短。

细节提醒

步行减肥的注意事项

◆ 合脚的平底鞋：一双松软合脚的平底鞋能够使走路时感觉更轻松。如果工作环境不允许穿平底鞋，可放一双高跟鞋在办公室里，到公司时再换上。

◆ 提前下车：如果家离公司太远，必须乘公车或地铁，可以提前两三站下车，再走着去公司。

◆ 保证充裕的时间：早上不要赖床，早些起床以便有足够的时间步行。

◆ 持之以恒："坚持"是减肥的重要条件，只有持之以恒地"走班"，才能看得见明显的效果。

骑自行车 减肥又健身

自行车代步实在是一项伟大的发明，是很好的减肥、健身、健美方法。它在下肢不负重的情况下锻炼下肢肌力、提高心肺功能和增强全身耐力，因此骑自行车非常适合肥胖者。

骑自行车能量消耗大，一名体重 70 千克的女子，骑车上下班单程 5 千米，速度 9 千米/小时，一年约消耗脂肪 9 千克，可见它是有效的减肥手段。

为了达到减肥的目的，我们提倡有氧骑车法。有氧骑车法要求骑行要连续进行 30 分钟以上，中等速度即可，同时注意规律呼吸。因为人体在运动前 30 分钟的代谢方式主要是糖代谢，30 分钟以后才开始消耗脂肪，因此想减肥的朋友千万不能半途而废。

骑自行车除了可以减肥，还可以达到健身的目的。有专家研究指出，每天骑自行车 4～5 千米，能刺激人体的性激素分泌，增强运动者的性能力。这项运动还可降低乳腺癌的发病率。

根据目的的不同，骑车可分为下面 4 种方法。

减脂骑车法。以中等速度骑车，一般要连续不断骑行 40 分钟以上，同时要注意规律呼吸。

力量型骑车法。即根据不同的条件用力去骑行，如上坡时调节齿轮大小（限 5 速或 10 速可调速自行车），此种方法可以提高双腿的肌力或肌耐力素质。

间歇型骑车法。在骑车时，先以中慢速骑 1～2 分钟，再以 1.5～2.0 倍速度骑 2 分钟，然后再中慢速骑行，再回到快速，如此交替循环锻炼，可以提高训练者对于有氧运动的适应能力。

核心肌力骑车法。骑行过程中，臀部离开车座，但又不站直身体，同时核心部位（腰腹部）发力控制身体平衡，运用此种方法可训练核心部位肌群力量。

细节提醒

骑自行车锻炼的注意事项

◆ 运动时戴专业运动手套，一是防滑，二是摔倒后可保护手部。

◆ 如果是为减脂，不论骑什么样的自行车，都需要每隔5～10分钟进行一次补水。

◆ 要注意车座的位置。人站立在地面上，一侧腿部抬起，大腿与地面平行时的高度与车座高度一致即可。

让你的美脸瘦下来

如果你是下列类型，不妨开始考虑瘦脸：脸部皮肤紧绷型、脸部皮肤组织松弛型、脸部皮肤细薄有皱纹型、圆胖脸型、脸部水肿型、脸部硕大结实型。

以排除滞留脸部软组织的多余间隙液、激活细胞的代谢功能及紧缩局部肌肉组织来使脸部变瘦的，只要瘦脸的方法正确，一般都会见效而且无副作用。瘦脸要注意以下几个要点。

（1）注意保养的方式。定期的保养会让肌肤有弹性，不容易产生皮肤因为失去弹性而松垮的问题。如果有专门瘦脸的仪器，可以用来帮助去除脸上细胞多余的水分。

（2）如果有因为水肿而造成大脸的可能性，可以多吃薏仁来帮助身体水分的新陈代谢。也可以使用按摩的方法，即用双手中指和无名指的指腹，从印堂（也就是额头的部位）边揉边往太阳穴的位置推，从下巴往两边耳朵部位、从脖子往锁骨推动。

（3）每天练习发出标准的"a，e，i，o，u"这5个英文字母，可以使脸部的肌肉得到运动，让肌肤结实，也可以修饰脸的线条。

（4）利用每天洗脸的时候，帮肌肤按摩一番，让血液循环顺畅一点。

> **细节提醒**
>
> **几种有效的瘦脸方法**
> ◆ 用手背轻轻拍打脸上多肉的部位，直至发红为止。
> ◆ 用拇指顺着耳朵凹进去的地方一直按到下巴，两边脸都进行。
> ◆ 有氧按摩：按摩过程中着重刺激睛明、太阳、四下关、颊车几个穴位，能有效预防面部赘肉横生。
> ◆ 脸部肌肉放松，嘴微张开，把除大拇指以外的4根手指靠拢，放在脸上上下白齿的位置，在脸上从内向外画圆，而且要轻轻地拍打3～5圈，两边交替进行，重复5次。

美腿也可以"造"出来

如果你觉得自己的腿不漂亮，可以尝试下面的方法，这些方法既能保持健康，美腿效果也很好。

冷热浴交替法：盆浴或泡腿时，先在38～48℃的热水中浸泡5～10分钟。当体温逐渐上升至38℃时，人体开始出汗。然后在冷水中淋浴或浸泡3～12分钟，使表皮温度下降8～16℃。休息15分钟，体温恢复正常后，再重复2～3次。

提脚跟：双脚并拢同时提脚跟10次，之后单脚提脚跟各10次。

钩脚尖：站立时双腿各上抬用力钩脚尖10次。坐下双腿伸平，用力钩脚尖20次。

脚画圈：站立单脚画圈，顺时针逆时针方向各10次，换脚重复。坐下双腿伸平，双脚向外、向内各画圈10次。

原地跳：原地跳高10次，跳远10次。

弹走：走路脚尖着地，脚跟一触地立即提起换另一只脚尖走。

另外，还可以在闲暇时做以下运动，达到美腿的目的。

平躺、膝盖弯起，脚板着地，手指放在耳边；仰卧起坐后上身转向左面（此刻吐气、肩膀放松），再转回正面，缓缓躺下。右侧的动作也一样，各重复10次。

平躺、双手平放两侧，膝盖成90°角。吐气并将膝盖拉往右肩，回复，再拉往左肩，重复10次。

平躺、双手平放两侧，膝盖成90°角。用双脚的力量往身体右侧压至距离地板15厘米，吐气，回复，再吸气，往左侧压。每侧重复10次。

细节提醒

3招瘦腿法

◆ 瘦整条腿。以立正的姿势站着、两手放在身体两侧。弯曲膝盖，两手碰触脚趾（此时不要太用力）。诀窍在于，不弯曲背部肌肉，只弯曲膝盖。再轻轻回到原来的姿势。刚开始时，以10秒钟做3次为目标，习惯后可加速。

◆ 瘦大腿内侧。从立正的姿势开始，右脚前跨一步，轻弯膝盖。两手叉在腰上。跳起的同时左右脚互换（此时注意背部要挺直）。边数一二边跳起来两脚互换。刚开始做的时候以10秒钟做10次为目标，习惯后再加快速度。

◆ 瘦大腿内外侧。以立正的姿势站立。右脚伸直向右抬起，同时左手伸直向左抬起。此时，注意身体的平衡。轻轻回到原来的姿势。另外一侧同样做一遍，这个动作大约为2秒。刚开始做的时候，以10秒钟做5次为目标，习惯后加快速度。

帮你打造完美胸部

每个女性都应对自身乳房加深了解、认识，懂得乳房美的重要性，及如何保护维持乳房美的形态，等等。以下几个动作有助于帮你打造完美胸部，使乳房更健康，更挺拔。

动作一：腰背部紧贴台阶凳，以保护下背部。两手各握一哑铃，手掌向前，关节朝上。手握哑铃向胸部两侧伸出，高于身体。注意手腕要直，与手成一直线，肘部要刚好低于台阶凳。垂直向上伸出哑铃，两臂完全伸展，同手腕、两肘与两肩成一直线。数两下，举起哑铃时呼气，举起。然后数

4下，放下哑铃回原位，吸气。这个动作重复2组，每组10次。

动作二：平躺，大腿拉向胸部，双脚踝交叉。两手握住一个哑铃向上伸直，然后缓缓向后落下直至脑后，落下时吸气，举起时呼气。一定要控制好速度，如果太快就无法锻炼到胸前的肌肉。重复此动作3组，每组10次。

动作三：坐在地上，双腿交叉。双手中间夹一个球（也可以徒手做，即双手紧握），注意使小臂与地面平行。双手挤压球，感觉胸部用力，保持1~2秒，然后松开。重复此动作2组，每组20次。

动作四：俯卧撑。做的时候双膝不要着地。此动作要做2组，每组10次。

细节提醒

为促进青春期乳房发育，或避免中老年以后出现乳房萎缩，可以吃一些富含维生素E以及有利激素分泌的食物，如卷心菜、菜花、葵花子油、菜籽油等。B族维生素也有利于激素合成，其存在于粗粮、豆类、牛乳、猪肝、牛肉等食物中。内分泌激素在乳房发育和维持过程中起重要作用，雌激素使乳腺管增长，黄体酮使乳腺管不断分支，形成乳腺小叶，乳房发育不好的女性，还应吃一些产热量高的食物，如蛋类、肉类、花生、芝麻、核桃、豆类、植物油类等。

雕琢玉臂的小动作

上臂部位容易变粗，是很多女性头痛不已的地方，塑造线条流畅、肌肉结实的玉臂也成了许多爱美女性的目标。其实，只要坚持做下面几个简单的小动作，就可以帮你雕琢玉臂。

轻搓皮肤：用对侧手抓住臂，自上而下地用手轻擦皮肤。每次做10次左右。

揉压法：用对侧手大幅度抓住手臂，用拇指和其他四指以画圆圈的方式，由手腕向肩部揉压肌肉，特别是对臂内侧腋窝邻近的肌肉，用手掌抓紧后揉捏10次左右。内侧、外侧各做10次左右。

注意：每次从手腕开始向肩部依次进行。不要做来回按摩。

指压穴位：手腕至肩部有几个穴位，由远端开始依次指压。阳池穴是位于手背部的穴位。将手腕弯曲后，可见到腕部有一粗大的皱纹，阳池穴即在其中央。一般宜用对侧手的拇指肚按压。左右手各做10次。曲池穴位于屈肘时出现的皮皱的前端。压迫时会引起强烈疼痛，指压时应将肘关节屈曲并靠近身体，使肌肉松弛，有利于刺激的传导。左右各做10次。大陵穴位于手腕内侧皱纹中央。宜用拇指按压，必须有节奏地进行。左右各做10次。内穴关在大陵穴上方距两横指处，按压时也有疼痛。左右各做10次。

另外，还有一些简单易行的小动作，长期坚持做对手臂的保养非常有利。

双手交叉前推，两臂伸直，手心向前，保持静止6～8秒。双手旋转收回，做15～20次。

双手交叉于脑后，双臂用力向上伸直，手心向上，保持6～8秒，收回，做8～10次。

一只手放于另一侧肩部，垂直下压，被压肩用力向上挺起，双臂各6～8次，共做10次。

双臂屈肘放在脑后，右手握住左手手腕，尽力将左手向右肩方向拉，保持6～8秒换另一侧做，共做8～10次。

细节提醒

利用整瓶矿泉水练出健美的双臂

直立，双脚分开与肩同宽，双手共握一瓶矿泉水，先垂直上举，后以肘为轴慢慢向后叠臂，上臂保持不动，待后侧肌肉充分伸展，再用力把臂伸直，做10～12次。

直立，双脚分开与肩同宽，双手各握一瓶矿泉水，上臂贴紧躯干，以肘为轴，两臂交替向上做弯举动作，躯干保持不动，待臂部肌肉完全收紧后，停2秒钟再向下伸直，做10～12次。

直立，双脚前后分开，膝盖微屈，上体下压，头抬起，眼看前方，双手各持一瓶矿泉水于体侧，开始慢慢后举，待双臂与地面平行，停2秒收回，做10～12次。

丰翘臀部更加迷人

不健康的坐姿、站姿以及生活习惯，不只影响健康，也会使臀部变形，造成爱美女性的烦恼。

坐下时，应该坐满椅子的2/3处，将力量分摊给臀部及大腿，脊背挺直。想在累时靠一下的话，应选择能完全支撑背部力量的椅背。尽量合并双腿，不让开腿姿势影响骨盆形状；坐时踮起脚尖来，以使臀部线条紧实。尽量不要长时间双腿交叉坐，以免影响血液循环。

不要长久站立，以免造成臀部供氧量不足，血液循环不畅，影响新陈代谢，甚至出现静脉曲张的现象。

挺背提肛举腿是良好的站姿，背脊挺直，缩腹提气，此时感觉一下肛门收缩的动作，长期坚持可收缩臀部。需长时间站立的女性，应不时走动一下，做做抬腿后举的动作，以促进臀部血液循环。

另外，要养成早睡早起，保持运动的好习惯，远离高热量、高甜度、口味重的饮食和烟酒，多食用低盐高纤的食物，尽量少穿没有支撑力的薄内裤，这样才能使臀部更健康。

细节提醒

造成臀部下垂的最重要诱因，是日常生活中不合理的饮食。若摄取过多的动物性脂肪，就容易在下半身囤积，进一步造成臀部下垂。所以，平时可多吃一些植物性脂肪或含有植物性蛋白质的食物，而豆腐正是最佳选择。

豆腐是防止臀部下垂的最佳食品，食用豆腐时可以采用凉拌、红烧、炖煮等烹制方式。豆浆、豆腐脑、豆腐干等豆制品也同样有效，无法接受乳糖者则可选择豆腐冰淇淋。

几种方法健美腰腹

从人体健美角度看，真正健美的腹部应由细而有力的腰和线条明显的腹肌构成。下面是一些简单、实用、健康的锻炼腰腹的方法。

左右压腿。取坐姿两腿分开（130°～150°角），左手握左踝，右臂上举贴耳，以右臂带动上体向左侧压后还原。连续做8次，然后交换另侧。注意：上举臂应一直保持伸直姿态并与躯干在同一平面内，防止手臂弯曲并落于体前。

侧踢腿。侧卧，右小臂放平支撑上体，左手于体前辅助支撑。左右腿伸直并拢，上下重叠后，左腿直膝向侧上方踢（上踢腿与躯干在同一平面内，脚尖下绷，努力够头，上踢角度范围在90°～150°角），上踢到最大角度后慢慢还原。连续踢8次，然后换另一侧，用同样的方法踢右腿8次。

仰卧举腿。仰卧并腿，两臂上举、两手抓牢某个固定的物体使上肢固定，两腿伸直，脚尖下绷后，收腹吸气，直膝上举两腿与地面垂直，然后呼气慢慢地、有控制地将腿还原，如此连续做8次。

举腿交叉。并腿坐，上体后仰，两小臂支撑于体后。两腿伸直上举至60°～80°角后，直立，两脚分开1～2个肩宽，保持2秒钟，向内交叉使一腿在上、一腿在下，再保持2秒钟。如此分开交叉，连续做4次后还原。注意：要始终保持两腿伸直的姿态。

俯卧起上体。取俯卧姿势，固定下肢不动，两手叉腰，背肌用力，使上体向上立起接近于垂直，再还原趴下，连续做8次。

放松腰腹。两手、两膝着地成跪撑姿势，首先收腹吸气，同时低头含胸，两臂伸直，使背部尽量向上"拱起"，保持2秒钟；接着塌腰呼气，同时抬头挺胸，两臂弯曲，使腰部尽量下沉，显出曲线，再保持2秒钟，如此反复"拱起、下塌"做8次。

依照上述方法锻炼时，应按照个人的身体情况和生理反应确定运动量。做完后没有感觉到累，可以增加练习次数和时间来加大运动量；如果身体酸痛则要减小运动量，坚持一段时间，身体适应以后再慢慢加大运动量。

> **细节提醒**

办公室瘦腹保健操

第一步：坐在椅子上，将两手轻轻放在小腹上，慢慢地吐气，同时收紧小腹。

第二步：吐气慢慢加快，小腹越收越紧，肩部要保持轻松。

第三步：当小腹已收到最紧的程度时，气也同时吐完。

第四步：小腹放松后，慢慢地开始吸气。

第五步：尽量吸气，此时小腹不要刻意地收缩，最好使腹部向下压。

用小动作美背美肩

肩背上的赘肉是不易消除的，所以要多花时间努力运动，除了举哑铃或扭腰来紧实肌肉之外还要多做肩背部伸展运动。下面介绍的几种小动作就有助于美背美肩，消除肩背的赘肉。

美肩瘦肩运动。双脚分开站立，约与肩同宽，双手拿哑铃；双手抬高，手肘关节提至肩膀的高度；放下、抬高，来回做20次。

纤细美背运动。膝盖微屈上身向前弯，两手拿哑铃自然下垂；脸朝正前方，双手垂直向上提，身体保持弯曲；放下、上提，来回做20次。

消除背部赘肉运动。先放一张有椅背的椅子在体侧，双脚分开站立，与肩同宽；双脚保持不动，上身向侧转，双手放在椅背上（记住紧缩背部肌肉）；双侧交替进行。

> **细节提醒**

几种姿势塑造完美肩部

◆ 猫势：背部上下运动，可改正上身前后线条，塑造出上身的立体感。

◆ 瑜伽姿势：双手抱头，两肘用力往后拉的同时施压于头部，这样能塑造美丽的肩颈部线条，同时可使脸庞变小。

◆ 眼镜蛇姿势：俯卧，两腿拉直靠拢，逐渐提升上身，这种姿势能使胸、脖、肩膀等部位逐步舒展开来，塑造出完美的颈、胸部线条。

减肥以后保持体重

其实，减肥不仅是一个减重过程，同样也是一个改变自身生活方式，建立良好的饮食习惯和运动习惯的过程。只有坚持健康的生活方式，建立良好的饮食、运动习惯，才能保持体重不反弹，避免反复减肥。

所以在减肥以后要保持体重，应注意以下问题。

注意合理的平衡饮食。定时定量进食，早餐要吃饱，午餐要吃好，晚餐宜早，但不要吃得过饱，以免引起脂肪囤积，使体重再次上升；吃饭时不做与进食无关的事情，以免因注意力转移而在无意识的情况下吃下过多食物，要保持心情愉快；细嚼慢咽，不贪食，不偏食，不暴饮暴食，不吃高糖、高脂、高热量的夜宵，少吃零食；多吃富含维生素、微量元素与纤维素的健康食物，少吃动物脂肪及糖类食物以免摄入过多热量，引起体重反弹；最好不要吸烟、饮酒，告别不健康的生活习惯。

适度参加体育锻炼。选择合适的运动方式、运动时间、运动场地，适度地参加体育锻炼，而且要持之以恒，以消耗多余热量，将脂肪转化为肌肉，保持体重稳定；每天测量自己的体重，有助于保持体重。

细节提醒

怎样更好地保持体重？下边这些细节应该引起你的注意。

睡前3小时禁食；运动前后2小时禁食；油、糖、酒尽量少食；减少盐分摄取，清淡饮食；一天摄取水分2000毫升(8杯)；适量的全身性运动；睡前少喝流质饮料；少量多餐；定时定量；细嚼慢咽；均衡地摄取各类食物；不偏食，不暴饮暴食；摄取适量的纤维素，以防便秘；尽量少使用刺激性的调味品。

减肥不当当心疾病

许多人都有减肥情结，殊不知减肥的方法不正确也可能给健康带来隐患。

低热量食谱导致猝死。减少进餐、限制热量摄入是一种常见的减肥方法，但是在采用这种方法时一要适度，每天摄取的热量不得少于2400千焦。每天的食谱所提供的热量若低于2400千焦可危及心脏，轻者发生心率改变，重者可出现与饿死相同的心脏病变，有导致猝死的危险。

减肥过多导致记忆减退。体内的剩余脂肪有刺激大脑、加速大脑处理信息的能力。如果减肥过多，使体重过轻，有使大脑反应变慢，记忆力减退的危险。

体重反弹导致心脏病。如果减肥不当造成体重反弹，可招致心脏病，并给结核病、肝炎等慢性传染病的侵袭以可乘之机，胃下垂、抑郁症、营养不良的发病率也可能升高。故减肥者要坚持节食与运动相结合，巩固减肥效果，保持体重稳定，防止反弹。

严格素食导致脱发。头发的主要成分是一种称为鱼朊的蛋白质，其中锌、铁、铜等微量元素很多，而严格吃素者一般只吃蔬菜、水果与面粉等，蛋白质及微量元素摄入不足，这就容易导致头发因严重营养不良而脱落。

减肥过快导致胆结石。减肥过快会使胆汁中的胆固醇含量激增，胆汁因而变得黏稠，析出结晶沉淀下来；同时，胆汁分泌减少、胆囊收缩变弱，不能及时排空，都会促使结石的形成。

细节提醒

减肥的目的除了美丽外，更多的是为了健康。所以，要以健康为原则选择健康的减肥方法。不能因为减肥而采取损害身体的方法。减肥是一个过程，一蹴而就的方法要慎重使用。

第五章

全力排毒，让身体彻底轻松

> 排毒是一种使身体达到最佳状况的快速、有效的方法。通过排除体内的毒素，摒弃有害健康的习惯，可以使身体获得新的能量。养成排毒养颜的好习惯可以让我们生活得更健康、更美丽。

你身上有没有毒素

如果经常出现以下症状，则说明身体内的毒素积累过多，应该注意排出体内毒素，以使身体恢复健康。

口臭、屁味臭、打嗝、胀气、腹胀、便秘：这些问题的产生主要是肠道废物积累过多。

经常疲倦、精力差、感冒或身体过热，易出汗、手足潮湿：倘若人体内的毒素积累到一定的程度，就会增加体内各个器官和系统的负担，从而出现疲劳等现象，免疫力也随之下降。

尿频、尿少、尿刺痛、四肢肿胀：出现下肢水肿，说明某些致病因素或毒素过多，影响了肾脏的正常功能，使得大量水分潴留在体内。肾是人体的排泄器官，尿液是人体的排泄物，尿液是体内毒素多少的重要反应。

皮肤干燥或油腻，易起红疹、色斑、小疙瘩，易过敏：皮肤是排除体内毒素和垃圾的重要途径，是身体状况的大镜子。

头脑混沌、记忆力下降、易怒：身体内的毒素积累过多，器官压力过大或者体内循环不畅都会导致供血供氧不足，影响大脑的正常工作，引发情绪和精神问题。

肥胖：毒素过多影响正常的排泄功能是肥胖的诱因之一。

嘴里的溃疡日渐扩张，排便的次数越来越少，额头上的痘痘红得发亮，皮肤上的斑点越来越多……

若有以上的问题，便显示身体排毒功能不足，或吸收的毒素太多，超过身体排毒功能所负担，需要排毒了。

细节提醒

有"毒"食物

烧焦食物，如烧烤过的食物；高温烹调的食物；腐败食物；已发芽的食物（如土豆、花生等）；漂白过或含色素、防腐剂、糖精的加工食品：漂白过的开心果、银耳、腌制零食等；制作不洁的发酵食物（如臭豆腐）；用回锅油煎炸的食物（如油条、炸鸡等）。

日常生活排毒佳品

有不少食物本身就具有抗污染、净化血液、排毒素的功能。具有排毒功效的食物主要有以下几种。

海带。海带中的胶质成分能促进体内的放射性物质随同尿液排出体外，从而减少放射性物质在体内的积聚。

绿豆汤。绿豆性寒，可清热解毒、祛火，能帮助排泄体内的毒素，促进机体的正常代谢。

胡萝卜。胡萝卜可有与重金属汞结合，生成新物质排出体外。

大蒜。大蒜中的特殊成分可使体内铅的浓度下降。

蘑菇。蘑菇能帮助排泄体内的毒素，促进机体的正常代谢。

草莓。草莓可用来清洁胃肠道，并强固肝脏。不过，对阿司匹林过敏和肠胃功能不好的人，不宜食用。

樱桃。樱桃的果肉能去除毒素和不洁的体液，对肾脏排毒具有较好的辅助功效，同时还有温和的通便作用。

葡萄。葡萄能帮助肠内黏液组成，帮助肝、肠、胃、肾清除体内的垃圾。

苹果。苹果含有的半乳糖醛酸对排毒很有帮助，而果胶则能避免食物在肠内腐化。

细节提醒

经常饮用鲜果蔬汁可将积聚于细胞内的毒素溶解，起到中和体内酸性毒素、净化体内脏器、平衡体质的作用。

富含纤维素或叶绿素的食物具有解毒功能，多吃有助于消除体内累积的毒性物质，如米糠、菠菜和萝卜的叶子。但纤维食物在排毒的同时，又易排出体内的营养素，成长期的小孩或病体初愈的人不宜多食。

一般人可食用利尿清热的食物，如雪梨、西瓜和橙，或者选择芝麻糊、杏仁糊等润肠通便的食物。

你自身的排毒机器

其实，人体自有一套动态、立体、完善的排毒系统，只要给予它们充分的援助，你就能打一场漂亮的"排毒战役"。

大脑虽不是直接的排毒器官，但精神因素明显影响着排毒器官的功能，尤其压力和紧张会制约排毒系统运作，降低毒素排出的效率。要保证充足的睡眠，放松心情，给大脑减压。

胃可通过呕吐迫使体内的毒素排出。不要空腹吃对胃刺激大的过酸、过辣的食物。尽量规律用餐，保证胃的健康。

淋巴是除动脉、静脉以外人体的第三套循环系统，充当着体内毒素回收站的角色。全身各处流动的淋巴液将体内的毒素回收到淋巴结，毒素从淋巴结被过滤到血液，送往肺脏、皮肤、肝脏、肾脏等被排出体外。可每天洗 10～15 分钟温热水浴，以促进淋巴回流，天冷时可每天用热水泡脚代替。

眼睛也有排毒作用，流出的泪水中含有大量对健康不利的有毒物质。很少流泪的人不妨每月借助感人连续剧或切洋葱让泪腺"运动"一次。哭完后别忘了补充水分。

肺脏是最易积存毒素的器官之一，同时也能通过呼气排出部分入侵毒素和体内代谢的废气。在空气清新的地方或雨后空气清新时练习深呼吸，或主动咳嗽几声能帮助肺脏排毒。

肝脏是人体最大的解毒器官，它依靠奇特的解毒酶 P_{450} 对食物进行加工处理，将食物转换成对人体有用的物质，然后吸收，但食物中的某些毒素却可能留存下来。可通过练习瑜伽来促进肝的排毒功能，瑜伽是顶级的排毒运动，可通过把压力施加到肝脏等器官上，改善器官的紧张状态，加快其血液循环，促进排毒。

皮肤受"内毒"影响最明显，但也是排毒见效最明显的地方，是人体最大的排毒器官，能够通过出汗等方式排除其他器官很难排出的毒素。可每周至少进行一次使身体多汗的有氧运动。

细节提醒

伤风感冒，惯性或偶发性便秘、头痛、腰背和关节痛、心跳过速、失眠、焦虑、抑郁；皮肤出现斑点，容易疲倦、有口气和体臭，恶心、呕吐、腹泻，皮肤过敏、暗疮粉刺、湿疹、咳嗽、气管敏感、哮喘，神经紧张、食欲不振等问题的出现与人的健康密切相关，若出现这些问题，就应该注意调节，改善身体状况了。

饮食误区产生毒素

一些生活中不被注意的饮食习惯会慢慢将毒素带入体内，所以，我们应避开以下饮食误区。

不吃早餐。不吃早饭会导致营养摄入不足，造成消化系统功能紊乱，不利于排毒。所以，除非实施禁食排毒计划，否则早餐绝对不能少。

饭后即睡。饭后即睡的习惯容易使腹部脂肪堆积，延长消化时间，滞留毒素。宜在饭后行走或站立半个小时。

口味过咸。盐容易滞留水分，从而导致毒素滞留。

喝浓茶。浓茶会使胃黏膜收缩、蛋白质凝固，影响人体对铁质的吸收，影响消化，引起腹胀、腹痛。

变质食物再利用。食物被污染之后，细菌在进入人体之前产生的毒素是非常耐高温的，普通的烹调方法并不能彻底杀菌，还是会将细菌产生的毒素带入人体内。

盐能消毒。有人认为用盐煮变质食物，可以达到消毒的效果，其实盐只能抑菌并不能灭菌。

快速饮食。快速饮食会加重肠胃的负担，容易摄取过多的食物，而且会影响消化功能，引起各种不适。

饮用长期储存水。水储存时间越长，积累的毒素越多，容易使体内的新陈代谢速度减慢。

细节提醒

添加剂能提高食物质量的稳定性，防腐剂能防止食物变质腐败，杀死微生物或抑制细菌繁殖，但加入剂量过多，毒性就会随之增加，比如亚硫酸盐，是比较明显的致癌物质之一。添加剂中的奶牛黄、碱性槐黄、糖精和焦炭酸二乙酯等也是可以致癌的物质。

润肠排毒消除宿便

肠道通过消化食物，吸收营养物质，排出食物残渣和废物来排毒。它可以迅速排出体内毒素，但如果消化不良，就会造成毒素滞留在肠道，被重新吸收，给健康造成巨大危害。医学研究证实人体衰老与肠内毒素的产生和积存直接相关。

人体内的肠道绵长而多褶皱，许多残余的废物滞留在这些褶皱中无法被排出体外，就形成了宿便。中医认为宿便中所含的毒素是万病之源，西医也认为人体内脂肪、糖、蛋白质等物质新陈代谢产生的废物和肠道内的食物残渣腐败后的产物是体内毒素的主要来源，由此可见宿便的危害之大。

如果粪便产生后，不能在12～24小时内离开人体，就会在肠道内腐烂变质，成为细菌的滋生地。而且宿便在体内的时间一长，其中的毒素还可能被人体重新吸收，再次危害人体。所以排出宿便对于人体排毒来说非常重要。

日常生活中我们可以通过食用润肠通便、助消化的食物来达到排毒的目的，魔芋、黑木耳、海带、猪血、苹果、草莓、蜂蜜等众多食物都可以帮助肠道排出毒素。另外，日常生活中还需要适当增加体育锻炼，以此来促进肠道蠕动，尽快排出体内毒素。瑜伽就是非常好的排毒运动之一。

细节提醒

肠道不通，产生便秘很容易积聚毒素，出现便秘要注意饮食调养。
◆ 多吃富含粗纤维的蔬菜和水果，如芹菜、韭菜、菠菜、橘子等。
◆ 多饮水及果汁，软化粪便。早晨空腹饮300毫升加少量食盐的温开水。
◆ 炒菜时，适量加入烹调油，可起到润滑肠道之功效。
◆ 多食富含B族维生素的食物。如粗粮、豆类、洋葱、萝卜等。
◆ 多吃各类干豆，能产生气体，促进肠蠕动。
◆ 多吃润肠通便的食物，如银耳、蜂蜜。
◆ 便秘者应禁饮酒、浓茶、咖啡，忌吃辣椒等刺激性食物。

养胃排毒合理膳食

现代社会的快节奏总让人们为如何"保胃"伤透了脑筋，专家认为，胃病三分治七分养，合理的膳食结构是健康的基础、"保胃"的前提，合理的膳食结构可以概括为9个字："红黄绿白黑"和"一二三四"。

所谓"红黄绿白黑",是指5种对健康大有裨益的食物。

"红"是指西红柿;"黄"是指玉米、胡萝卜等富含维生素A的食物;"绿"是指绿茶;"白"是指燕麦片,它不但可以降低胆固醇,还对糖尿病、减肥有特别好的功效;"黑"是指黑木耳,科学实践证明黑木耳能降低血黏度。

至于"一二三四"是关于每个人每天健康膳食的4个要点。

"一"是每天一袋牛奶,中国的膳食有很多优点,但是缺钙,几乎90%的人都缺钙。正常情况下每天每人需要800毫克钙,但是大多数中国人的饮食里只有500毫克,还有300毫克的缺口——而一袋牛奶就有300毫克的钙,所以每天补充一袋牛奶,就足够了。

如果实在不习惯或不喜欢喝牛奶,喝酸奶或豆浆也是不错的选择。

"二"是250克主食,每天250克碳水化合物,即半斤大米或面粉,体力劳动多的可以多一些,一些稍胖、体力劳动又较少的女性可以适量减少一点,但吃饭要按4条规矩进行:即饭前喝汤,进食速度慢,多咀嚼,晚饭吃得少,这样体重就很容易维持正常。

"三"是3份高蛋白,每份可在50克瘦肉、一个鸡蛋、100克豆腐、100克鱼虾、100克鸡鸭、25克黄豆中任意选择,每天要有3份。

"四"是4句话:有粗有细、不甜不咸、三四五顿、七八分饱。

有粗有细,就是要粗细粮搭配,一星期最好吃三四次粗粮,对健康很有好处。不甜不咸是说不要光吃甜的,或不要吃太多甜的;也不要吃得太咸,一天吃6克左右的盐就可以了。三四五顿,是指每天吃的餐数,一般人都是三或四餐,怎样安排"五餐"呢——可在早餐与午餐中间加一顿点心,中餐与晚餐间加一餐,晚饭吃得晚一些,这样总量不变而不是越吃越多。七八分饱是指吃饭要七八分饱——离开饭桌时还未饱,还想吃也要让自己离开饭桌。

细节提醒

四季饮食护胃养生

◆ 春季饮食宜清淡,忌油腻、烹煎、辛辣。
◆ 夏季饮食宜甘寒清淡、利湿清暑、少油,忌过食生冷。
◆ 秋季饮食宜甘润、平和,忌辛辣、煎烤。
◆ 冬季饮食宜温热进补,忌生冷、油腻。

清刷皮肤利于排毒

准备好一把短毛刷或干燥的法兰绒连指手套。短毛刷的毛或法兰绒手套先扎好固定,但不能太硬,以免刷伤或弄疼自己;不要将皮肤打湿,以免产生阻力。

脱掉内衣,站着或坐着使自己能触及身体各部位。从脚部开始有规律地刷到头顶部。所有的动作都要朝向心脏,以促进血液循环。如果从心脏向外刷,会削弱血液循环或阻塞血液正常流动。用毛刷或连指手套从脚踝刷至膝盖,重复几次直至小腿部分全部被清刷过,然后再从膝部刷到大腿部分直至臀部。

然后再从手指尖一直刷到肩部,微微仰起头,再刷脖子。

刷胃部时,轻轻地用毛刷在胃部画圈,然后再刷肚皮,顺着体内肠道,避免破坏肠的功能。

清刷皮肤的整个过程大约持续3～4分钟,这一整套清刷工作完成后,会使人觉得神清气爽。每天只需几分钟,就能使身体的排毒功能得到很大改善。

细节提醒

清洁面部只能用非常柔软的面刷或法兰绒,因为这部分的皮肤非常细嫩,若毛刷太硬会损伤面部皮肤。另外,刷肩部和脖颈时要特别小心,因为这一带的皮肤也特别容易受损。

注意清除眼中毒素

人们常说:"眼睛是心灵的窗户。"的确,眼睛是我们观察世界、了解世界的重要工具,是将人与外界联系起来的一个重要器官。

人们对于眼睛都非常重视,但一般都集中在避免眼受伤,防止近视上,很少有人注意到眼中也会有毒素的事实。

由于眼睛长时间接触空气,会受到外界不洁物质的污染,而且眼睛作为一个器官，本身也要运作，再加上人们有时候并不注意用眼卫生，这就使得眼内也会蓄积污物和毒素。

所以，要想使眼睛健康、正常地运作，清除眼中的毒素很重要。

可以使用在温水和凉水中浸过的干净毛巾。将一块毛巾浸入温水中，然后敷在鼻梁上，盖上眼睛，持续5分钟。拿开毛巾，再取一块在冷水中浸过的干净毛巾并敷在同一个部位，再持续5分钟。最好使用两条毛巾。这将有助于排出眼中所累积的有毒废物。

频繁地眨眼睛是一种使眼睛部位的热量均等的动作，它可以建立热量与冷度的平衡，清除污染物。它是恢复视力和使眼睛放松的一种有效形式，对视力健康很重要。

细节提醒

对眼睛有重要作用的营养物质

◆ 蛋白质。眼球视网膜上的视紫质由蛋白质组成，如果蛋白质缺乏，可导致视紫质合成不足，进而出现视力障碍。瘦肉、鱼、奶、蛋和大豆制品等均含有丰富的蛋白质。

◆ 维生素。缺乏维生素A会引起角膜上皮细胞脱落、增厚、角质化，甚至引起夜盲症、白内障等眼疾。含维生素A较多的食物有动物肝脏、水果、蔬菜和胡萝卜等。

维生素B_1、维生素B_2有保护眼睑结膜、球结膜和角膜的作用，能预防眼角皱纹的形成。含维生素B_1较丰富的食物包括粗粮豆类及花生等；维生素B_2的来源主要是动物肝脏、蛋、奶和蔬菜。

维生素C摄入不足易导致晶状体混浊性白内障、角膜炎等眼疾。富含维生素C的食物有柚子、西红柿、枣、猕猴桃及绿色蔬菜等。

肝脏排毒饮食调养

排毒助肝的食品很多，有蔬果类、主食类还有药类，以下介绍几种排毒助肝的菜谱。

神仙藿香粥：将15克藿香、5克生姜放入锅中，加清水300～500毫升，煮沸10分钟，去渣取汁；将50克粳米、20克糯米、50克猪肉放入锅中，加入药汁与适量清水，煮成粥；粥成后再加入葱、盐少许，煮沸即可。

荷叶绿豆粥：将一张荷叶洗净后煎汤；然后去荷叶，用汤与60~100克粳米、30~50克绿豆同煮成粥。喜甜食者可加少许冰糖。荷叶与绿豆均有清热、解毒之效，尤其适合易出现倦怠，皮肤色黄、发痒，食欲不振者在夏季饮用。

醒酒护肝粥：将50克枳贝子、15克葛根放入锅中，加适量水熬煮，去渣取药汁；然后将50克粳米洗净后放入锅中，加入药汁与适量清水，同煮成粥。

细节提醒

有利于肝脏的食品

◆ 胡萝卜含有大量可以与汞相结合的果胶，能有效降低血液中汞离子浓度，加速其排出。

◆ 大蒜中的特殊成分可以降低体内铅的浓度。

◆ 葡萄可以帮助肝、肠、胃清除体内的垃圾，还能增加造血功能。

◆ 无花果含有机酸和多种酶，可保肝解毒，清热润肠、助消化。

多饮水让肾脏排毒

肾脏是身体的过滤器，它们将废物从血液中排出，将其在水中稀释，然后通过尿排泄出去，这是一个有效的过滤过程。如果有毒废物蓄积，血管将被堵塞，将有引发尿毒症的危险。而在肾脏中累积的垃圾可能粘在一起形成肾结石，饮水则可以很有效地帮助肾脏排毒。

饮用的水将成为血液的一部分，它能清除废物，清洗肾脏，为肾管排毒。水可以稀释那些钩在一起并可能导致肾结石的微小的、有刺激性的、芒刺般的凝块。

每天饮用新鲜的水可以调节体温，润滑关节和肌肉，促进消化并且促进废物从肾脏和整个身体中排出。

新鲜水果和蔬菜汁是排毒液体的很好来源。而且，植物类食物含有大量的天然水和健康的营养物，药草茶、无盐汤等都能帮助系统排毒。

细节提醒

黄瓜、樱桃有助于肾脏排毒

黄瓜有利尿作用，能清洁尿道，有助于肾脏排出泌尿系统的毒素。黄瓜含有的葫芦素、黄瓜酸等还能帮助肺、胃、肝排毒。

樱桃是很有价值的天然药食，有助于肾脏排毒。同时，它还有温和通便的作用。

营养健康排毒方案

排毒早餐：水果(1种)+蔬菜(2种)+甘薯+糙米饭。

最好是当地、当季、盛产的水果，凡是进口水果与非当季水果均不宜；蔬菜宜选用食用根、茎、花、果四大类的，不宜选用芽菜类和叶菜类；做米饭时，可在糙米中添加少量薏仁、小红豆、红枣、莲子、枸杞子等未经精制加工的五谷杂粮，若居住温、寒带，则可在米中另加入大麦、小麦、燕麦、荞麦。

排毒早餐最好在早上6:30～7:30之间食用。

午、晚餐的原则。

五谷杂粮50%～60%；蔬菜类25%～30%；豆类和海藻类10%～15%（癌症患者、尿酸过高者及肾脏病患者，应尽量不吃豆等蛋白质类）；汤5%～10%（可用海带、紫菜等蔬菜）；水果在两餐之间吃。

配合正确的睡眠时间，排毒效果更好。一般而言晚上11点前就寝，9点后尽量处于休息状态。

尽量减少摄入以下食品。

鱼（含海鲜）；肉；蛋（含蛋糕）；奶（含所有乳制品，如优酪乳、奶油、牛油）；调味品，包括油、盐、白砂糖（含一切有砂糖的制品，如巧克力、汽水等）、味精、酱油；所有精制与加工食品，如可乐、汽水、饼干、罐头、泡面等；含咖啡因的食品（如咖啡）；酒精类、冰品类。

细节提醒

每天应饮水2000毫升以上，这一点对于排毒来说尤其重要。饮用水应具备以下条件。
◆ pH值为弱碱性。
◆ 保留原矿物质。
◆ 干净无杂质（无氯、无重金属）。
◆ 符合生饮标准，不需煮沸，即可饮用。
◆ 含氧量高。

耳朵同样需要排毒

耳朵是我们倾听声音、与外界和他人联系的一个重要器官，如果听觉器官中的废物累积，粘在一起，渐渐地就会阻塞声音的传递，导致耳朵听力的减弱。

当内耳中没有垃圾时，通过耳鼓它会受到更多的振动，人可以敏锐地听到声音。但若垃圾覆盖了耳膜，废物会堵塞内耳并变成废物坑，有可能导致听觉减退，甚至丧失。

为了解除听觉受损的威胁，我们应及时清除耳内的污物，也就是说，耳朵同样需要排毒，应该及时清洁堵塞耳膜和耳液的垃圾。维生素A可用于滋养和保护组成内耳听觉的神经；维生素C可用于清除废物，清洗耳膜，将垃圾从你的内耳清洗出去，并清洗干净微小的毛发。

细节提醒

多扎耳洞很危险。扎耳洞过多很可能会伤到软骨。软骨非常脆弱，一旦被刺破，会造成其血液循环和免疫系统出现问题，细菌极易侵入造成发炎、感染，使软骨的伤口溃烂，很难治疗。而且，一旦造成发炎，发炎的软骨就可能被炎症侵蚀掉，使耳郭出现畸形。

清肺排毒常用食谱

肺是人体重要的器官，必须多多注意保养。要使肺部更健康，除了健康的生活方式之外，还可以适当采用一些食疗方，以清肺排毒。

杏仁猪肺汤：把一只猪肺反复冲水洗净，切成片状，并洗去猪肺气管中的泡沫。再选 15～20 克杏仁，一起放入瓦煲内加水煲煮，调味即可。

功用：可用于一般人因秋冬气候干燥引起的燥热咳嗽。秋冬时节，对肺气不开、干咳无痰、大便燥结、喉咙干燥等都有一定功效。

莲子百合煲瘦肉：挑选猪瘦肉 250 克左右，再加入莲子、百合各 30 克和适量水，隔水炖熟，调味即可。

功用：此方可润燥养肺，还可以治疗神经衰弱、心悸、失眠等，也可以作为病后体弱的滋养强壮之补品。

冰糖银耳羹：选用银耳 10～12 克，先冲洗几遍，然后放入碗内加冷开水浸泡（没过银耳即可）。浸泡 1 小时左右，此时银耳发胀，然后挑去杂物。接着把银耳和适量冰糖放入碗内，再加入适量冷开水，一起隔水炖 2～3 个小时即可。

功用：有滋阴润肺，生津止渴的功效。可以治疗秋冬时节的燥咳，还可以作为体质虚弱者的滋补之品。

细节提醒

对于肺的保养，最主要的是居住环境要干净，室内空气流通要好。平时多去公园散散步对肺的健康也很有好处。另外，创造一个无烟环境对健康也非常重要，家中有客人时可以在窗户旁边开创一个无烟区，以保护家中的老人和小孩免受二手烟的伤害。在室内养一些有益健康的植物对净化室内环境有很大的好处。

天然海盐排毒佳品

清除杂质。将 1 小茶匙天然海盐加入 200 毫升水中，每天早上空腹饮用，可提供身体所需的电解质，并排除体内杂质、清除肠道宿便。

美白肌肤。用细的天然海盐沾一点儿水直接搓脸,可去角质、美白肌肤、消除斑点。1周使用1次,也可以全身使用。

皮肤排毒。将500克天然海盐放进浴缸中,调好水温,全身浸泡其中,大约泡15～20分钟后起来,会有大量排汗的现象,可以解压排毒,睡眠品质也会提高。有心脏病的人要注意水温不宜过高。长期接触电脑的人,可以将一包海盐、一包苏打粉混合使用。

帮助睡眠。睡眠不好的人,将50克海盐用布或信封袋包好,睡觉时放在枕头下,可以改变磁场、清除负面能量、帮助睡眠。海盐要每天更换,不可重复使用。

降低电磁波的伤害。将100克的海盐用布包好,放在电脑旁,可以吸附电磁波的负面能量,减少电磁波对人体的伤害。使用后的海盐不可重复使用。

细节提醒

将150克天然海盐放入透明的玻璃杯中,然后加入冷水,搅拌均匀后将杯子放在肚脐与胸骨的中间,然后左手放在杯子上,右手放在杯子下,静坐20分钟,如有必要还可换一次盐水再做一次。这种方法有助于排除毒素、消除恶劣情绪。

有损健康的排毒法

洗肠排毒。这种在"美容专业店"里进行的新式洗肠和在医院里进行的传统灌肠相比完全不同,并非用水冲洗结肠,而是用一种精密的"洗肠机"注入经净化过的38℃左右的水,把肠道表层清洗干净。

长期用此方法,可能破坏正常的代谢功能。把洗肠作为长期美容保健的一项措施,还是谨慎为好。

淋巴引流排毒。在实际操作过程中,若操作者对淋巴液的流向及淋巴结的位置不够熟悉,不但起不到加速淋巴新陈代谢的作用,还会产生副作用,而且按摩动作及适宜的用力程度都比较难掌握。

保健品通便排毒得不偿失。排毒类保健品中都或多或少的含有大黄,长期服用会抑制自身的免疫力，有可能影响人体对某些营养的吸收，造成贫血等不良后果。

严格断食排毒。严格断食会使营养摄取不足，身体的维生素和矿物质会随断食期间的排便快速排走，造成身体虚弱，手脚发软等现象。长时间不进食，体内会缺乏能量和蛋白质，皮下脂肪和骨骼肌会被逐渐消耗，甚至连心、肾、胃、肠等器官也可能会有不同程度的萎缩，各种内分泌腺也会出现不同程度的功能低下，同时造成肌肉组织的耗损和酮中毒。

细节提醒

精白米、面的糠麸明显减少，缺乏膳食纤维，不利于排出体内剩余物质，是导致结肠癌、高胆固醇血症以及便秘、痔疮等病间接或直接的原因。而粗加工的米、面等富含纤维素，有利于排毒，所以，应适当多吃些加工较粗的米、面。

5种健康排毒习惯

每天至少喝2500毫升清洁的水。人体细胞65%是水分，细胞外也是水。如果不能摄取足够的水分，细胞不能正常新陈代谢，则出汗、排尿都不能充分排毒。

只有摄入足够的水分，才能使身体各系统更好地运作，细胞才能正常代谢，才有足够的水分来将毒素通过排汗、排便等方式排出体外。

排便。每天排便1～3次算是正常的。否则体内会滞留过多的毒素，引发各种不适甚至疾病。

水疗。可利用蒸汽浴发汗排毒，也就是利用人体面积最大的皮肤作为出汗排毒的系统。高血压、心脏病者也可做蒸汽浴，但若患者感到恐惧，就不要做蒸汽浴。因为心理的恐惧会使血压升高，病情重者反而会愈难排汗。

按摩。按摩能促进淋巴循环，加速血液循环，缓解肌肉紧张，既有助于排毒，又可缓解压力。

运动。经常运动能促进血液循环，刺激淋巴排出毒素。而且运动之后人一般都会出汗，而出汗是排毒的最好方法。运动是以主动方式使自己出汗，以达到排毒的目的，这是一种非常好的生活习惯。

细节提醒

排毒食品黑名单

◆ 蔬菜：西红柿、菠菜。

◆ 水果：橙子、鳄梨、香蕉。

◆ 干果：花生。

◆ 豆类：小扁豆。

◆ 其他：面包、牛奶或含牛奶制品、巧克力、糖（扰乱血糖指数造成食欲过盛）、咖啡、酒精（对胃刺激太大）。

第三编
秋之实

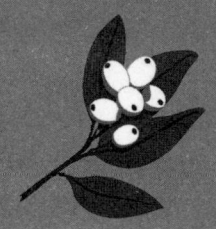

——收获健康好季节

秋季是一年中由热变冷的过渡季节,气温变化较大,空气湿度偏小,是各种疾病的多发季节。对此人们要从多方面加以防范,注意养生,才能平安地度过"多事之秋"。

秋天,人们的情绪通常不太稳定,心情烦躁,要注意精神调养,保持乐观情绪,使内心宁静。秋季气温变化不定,冷暖交替,给人的生理、心理带来一定影响,尤其是万物开始萧条,人们在草枯叶落、花木凋零的过程中情感容易悲伤,如再遇上些不顺心的事,极易诱发消沉心绪。

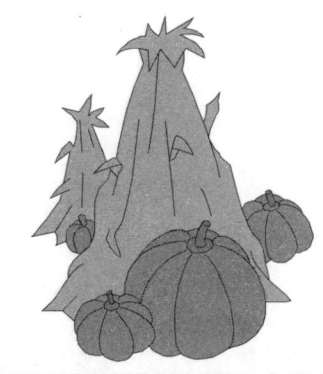

第六章

养生保健，健康不再遥远

> 健康是一个人最重要的财富，只要有健康，一切就都有希望。关注养生保健，从生活中的点点滴滴做起，就会一直保持健康。做好养生保健，让生命之树常青。

冷水洗澡秋天开始

冷水浴有保健作用，可以加强神经的兴奋功能，使得洗浴后神清气爽，头脑清晰。冷水浴还可以增强人体的抗病能力，有助于消化功能的增强，对慢性胃炎、胃下垂、便秘等病症有一定的辅助治疗作用，被称作是"血管体操"。

但是，冷水浴锻炼必须采取循序渐进的方法，若突然进行，人体可能经受不住刺激。秋天，气温逐渐降低，人体对寒冷和冷水也逐渐适应，秋季的自然水温正适合冷水浴。这样，到了深秋和冬季，洗冷水浴也就不会感觉太冷了。

冷水浴除了季节上的"循序渐进"，还应包括洗浴部位的"由局部到全身"、水温的"由高渐低"以及洗浴时间的"由短渐长"。可以按以下顺序逐渐进行。

头面浴，即以冷水洗头洗脸。

脚浴，双足浸于水中，水温可从高逐渐降低。

擦浴，即用毛巾浸冷水擦身，用力不可太猛，时间不宜太长，适可而止。

淋浴，先用温水洗，渐渐降到用自来水洗浴。需要注意的是，患有严重高血压、冠心病、风湿病、坐骨神经痛以及高热的人不宜洗冷水浴。

细节提醒

女性因其特殊的生理原因，不宜用冷水沐浴。特别是在经期、哺乳期、怀孕期间的女性，遇到冷水的刺激会引起女性内分泌失调、闭经、腹痛，而且许多细菌也会进入阴道引发阴道炎等妇科疾病，严重的还会对女性以后怀孕、生理健康造成一定的影响。

牙签剔牙不利健康

一些人饭后不管牙缝里有没有食物嵌塞，都会用牙签剔牙，这种习惯是不健康的。经常剔牙会损伤牙齿和牙床，容易使牙龈萎缩，牙根暴露，牙根之间的缝变大。食物残渣会更容易嵌塞，于是还得剔牙。这样周而复始，恶性循环，最终会使牙根失去保护，引起牙齿松动或脱落。

牙龈很娇嫩，剔牙时可能会损伤牙龈表面，牙签上附着的细菌乘虚而入就会引起牙床发炎。牙齿表面包着一层牙釉，对牙本质起保护作用。但是牙根处的牙釉质很薄，经常剔牙就会使牙釉磨损，牙齿失去了保护层就会对冷、热、酸、甜敏感，从而引起牙痛。

另外，不正确使用牙签也会给身体带来危害：消毒不善、管理不严的牙签会附着细菌、病毒，容易引起疾病；牙签使用不当易引起牙周病；而叼含牙签还可能不小心将其吞下去，危及生命。

因此不能养成剔牙的习惯，齿缝经常嵌塞食物要积极寻找病因，采取有效的防治措施

细节提醒

提倡饭后漱口清除塞进牙缝间的食物。实在漱不出来，可以用牙刷刷，或者用手帕、毛巾按在食物所塞的部位轻轻擦，这些都不

会带来什么损伤。

剔牙的另一种方法是牙线。将牙线结成环形，或将线两端绕在两个中指上，两指间剩余10厘米，用两拇指将线压入牙间隙，沿一侧牙面轻轻抽动，再换另一侧。反复4～5次，直到牙面清洁或清除嵌塞物为止。

牙线虽然对牙龈损伤小，较安全，但也不要过多使用，最好每日使用1次。使用时用力要轻柔，可以压入龋沟底清洁龈沟区，但不能压入沟底以下的组织，以防出现牙龈出血、疼痛等症状。

常清洁头发利健康

头发经常受到污浊的空气、尘埃等的侵袭，堆积的污垢会增加头发之间的摩擦，因而造成头发受损，使头发变得暗淡、干燥、开叉，失去原有的光泽和柔顺，甚至断裂脱落。同时，过多的油脂也是真菌、细菌的培养基，能间接引起头皮增多。只有经常清洗头发，才能清除油污，避免细菌滋生，保证头发的卫生和健康。

头皮上分布着很多穴位，经常洗头和梳理头发可刺激这些穴位，调理全身的经络气血，促进头部血液循环，使人耳聪目明、精神振奋，可达到醒脑安神的保健功效。

经常清洁头发不是说每种发质的人都要天天洗头。油性发质中的油脂会使头发变得厚重，并且易沾染灰尘，这样发质的人应该天天洗头。对于干性和中性发质者虽然不强调天天洗头，但也应根据天气、出汗量的变化保持每周洗头4次以上。目前我国很多城市的污染都比较严重，出门一天，头发会沾上很多的细菌和污物，直接影响个人卫生以及头发的光泽和健康。因此，应适当增加洗头频率，保持头发清洁。

细节提醒

早晨出门前不要洗头，尤其是在寒冷的冬季，因为头发没有擦干，头部的毛孔开放，很容易遭受风寒，轻者也会患上感冒头痛。若经常如此，还可能导致大小关节的疼痛，甚至肌肉的麻痹。

如果有晚上或早晨洗头的习惯，一定要注意擦干再睡或者擦干再出门。女性洗完澡后一定要擦干身体和头发，以免寒邪和湿气乘虚而入，引发头痛、颈腰背痛，甚至妇科疾病。

单肩挎包害处多多

各种单肩挎包是女性必不可少的"装备"。但爱美的女性们可能不知道，这种漂亮、时尚的单肩挎包，对健康可是很有害处的，不但会让人容易患上肩周炎，而且还可能带来驼背。

女性长期背用单肩短带挎包有害健康。在背单肩短带挎包时，挎包带很容易下滑，女士们为了防止挎包带下滑，经常会不自觉地抬高肩膀以稳住挎包带。这种姿势使肩背部肌肉长期处于收缩状态，肌肉的紧张可引起肩背酸痛。

长时间背短带挎包还可能使脖子强直，引起颈部肌肉的痉挛，久而久之，可能造成两肩高低的不对称。尤其是挎包较沉重时，长年累月地背单肩挎包，会引起脊柱的力学改变，很可能形成驼背。

单肩挎包还是尽量少用为宜，如果非背不可，最好两肩交替着背，挎包也不宜过重。

女性选择背包时不能只注重好看，更要注重包的健康，选择健康又适合自己的背包才能真正地享受美丽。

细节提醒

由于长期背单肩挎包引起的肩背酸痛类病症治疗起来比较困难，治愈的可能性也不大。对于轻者只要停止使用单肩挎包，症状即可缓解。如果长期背单肩挎包，已造成肌肉痉挛、颈强直、颈肩疼痛等症状，则应停止使用挎包，并及时进行局部热敷、按摩等治疗，必要时可以寻求医生的帮助。

做好预防拒绝秃顶

如今，脱发困扰着越来越多的男士，还没有脱发，或者才刚刚患上脱发的男士，可以从以下几方面加以预防。

保持心理健康，消除精神压抑感。经常进行深呼吸，散步，做松弛体操等，可消除当天的精神疲劳。

坚持锻炼，增强体质。坚持适当的体育活动，可以提高人体的免疫力，也减少了患慢性病的机会，这是保护头发的重要因素。

科学的洗梳方法。勤洗发，洗发的水温不宜过高，应在40℃左右。洗发的同时需边搓边按摩，既能保持头皮清洁，又能活血。不用塑料梳子和头刷，以免产生静电，给头发和头皮带来不良刺激。最理想的是选用黄杨木梳和猪鬃头刷，既能去除头屑，增加头发光泽，又能按摩头皮，促进血液循环。

注意合理饮食。坚持多吃谷物、蔬菜、水果。脱发者宜多食用富含蛋白质和钙、铁、硫等多种微量元素的食物，如黑豆、黑芝麻、蛋等，限制油腻、糖类和辛辣刺激性食物。

避免过多的人为刺激。染发、烫发和吹风等对头发的处理都会造成一定的损害。染发、烫发间隔时间至少3～6个月。

细节提醒

日常合理的护发与养发对预防秃顶很重要，主要包括以下几点。

◆ 勤梳头。每日早、中、晚各梳头10次。可边梳边按摩头皮。梳头时最好用木梳或牛角梳，头发湿润时不要梳刷，以免损伤发质。

◆ 勤洗发。勤洗发可除去灰尘、止头痒，有利于头部皮肤的呼吸。最好不要用太烫的水洗发，洗发用品宜选用优质洗发液（水），不宜用脱脂性较强的洗发剂。洗发时应边擦边搓边按摩。洗完后用厚毛巾轻拍头发，以将剩余的水分吸掉，最好让头发自然风干。

◆ 合理饮食。可多摄入些牛奶、水果、蔬菜和蛋白质含量高的鱼、瘦肉和家禽等。

◆ 消除压抑感。精神压抑越深，脱发、白发就越快。平时生活要有规律，保持充足的休息和睡眠，愉快的心情可消除精神紧张感，防止头发早白早脱。

8大因素催人早衰

日常生活中有8大因素容易催人早衰。

铝。铝制小炊具的使用，使人们过多地摄入了铝元素，直接破坏了神经内遗传物质脱氧核糖的功能，这不但易使人患老年痴呆症，而且会促使人过早地衰老。

酒。大量或经常饮酒，会使肝脏发生酒精中毒，而致发炎、肿大，并会导致早衰。

咸菜。咸菜中含有大量的硝酸盐，可在肠道细菌的作用下，还原为有毒的亚硝酸盐，毒害人体，促使人体早衰。

食品中的霉变物。面食、肉食、蔬菜、水果、奶类以及饮料等霉变后，会含有大量病毒、细菌，食用后会致人生病和衰老。

烟雾。炉火、烟雾、灰尘中的有害气体，经呼吸道吸入，会渗透到血液里，给人带来很大危害，尤其是吸烟者将烟吸入肺部，尼古丁、焦油和一氧化碳等为胆固醇的沉积提供了条件，会造成动脉硬化，促使人体早衰。

粮食中的霉菌。粮食发霉后，会产生大量的黄曲霉素。如果食用了这类粮食，轻则头昏、呕吐、腹泻，重则致癌，使人加快衰老。

水垢。水具中的水垢，经常随水被人饮入，会引起消化、神经、泌尿和造血系统的病变，而使人早衰。

过冷或过热。过冷会使血管收缩，血液运行受阻，过热又会使人大汗淋漓，易引起人体流失过多的钠和导致疾病；过湿则会发生风湿，引起关节肿胀疼痛等。所有这些，都会致人早衰。

> **细节提醒**
>
> 保持心情开朗、学会忘却不顺心的事、健康饮食、劳逸结合、注意仪表、防止过胖、善于交际、适度性生活、有病早治、坚持运动等有助于预防早衰。

跷二郎腿有害健康

无论是在社交场合，还是在工作中，跷"二郎腿"的习惯都被认为是不太礼貌的做法。其实，跷二郎腿不只不雅观，更会对健康造成威胁。

压迫脊椎神经，引发下背痛。人体正常的脊椎从侧面看应呈"S"形，而腰椎前凸或后弯都会使脊椎神经受到压迫而疼痛。坐着的时候跷二郎腿很容易使腰椎过于前凸或后弯，使腰椎与胸椎的压力分布不均。长此以往，势必压迫脊椎神经，引起下背痛。

阻碍血液循环，形成静脉曲张。静脉曲张是一种因静脉长期处于扩张状态而导致的慢性病，跷二郎腿会妨碍腿部的血液循环，造成腿部的静脉曲张。严重者还可能出现腿部静脉回流不畅、青筋暴突、溃疡、静脉炎、出血和其他疾病。

鉴于跷二郎腿易造成腰腿病，上班族们平时工作时应尽量不跷二郎腿，以减少对身体的伤害。

> **细节提醒**
>
> **工作时的正确坐姿**
> ◆ 坐下时，大腿和小腿、上臂和前臂相交成直角。
> ◆ 尽量向后坐，以便脊椎可倚靠，从而减轻其负荷。
> ◆ 坐姿不要呆板不变，最好时常变换：身体前倾，挺身坐直或向后倚靠。
> ◆ 双脚掌全部踩在地上。
> ◆ 眼睛和显示屏之间的距离，以50～70厘米为宜。

◆ 键盘的最佳位置：打字时双手的鱼际（大拇指根部，手掌上突出的肌肉）放在桌面上。

少用耳机保护耳朵

长时间戴耳机，不但会造成听力减退还会造成注意力不集中和记忆力减退，弄不好还会发生意外。

易造成听觉疲劳。微型录放机、MP3等的耳机音量输出通常有85分贝左右，甚至高达120分贝。这样的音量对听神经有极大的刺激，长时间收听会导致听力减退，严重的会出现神经衰弱症。特别是耳机塞住外耳道，高音量的音频声压直接进入耳内传到鼓膜上，毫无缓冲，把听神经刺激得异常兴奋，极易造成听觉疲劳。

容易造成心理障碍。噪音使人感到头昏脑涨，久而久之，就会造成注意力不集中，思维和反应的敏感度下降和记忆力减退，有的还会出现烦躁不安、缺乏耐心等异常心理。

易发生意外。戴耳机听音乐，由于注意力集中在音乐上，再加之堵住耳道，对外界的听力几乎没有了，如果在路上行走的话，很容易发生类似车祸的人身伤害。

所以，为了身心健康和安全着想，最好还是少用耳机。

细节提醒

戴耳机听音乐时，应注意下面问题。
◆ 每听半个小时后，取下耳机休息一会儿。
◆ 尽量把声音开关调小，以免过分刺激耳朵，影响听力。
◆ 骑车、乘车、走路时最好不要戴耳机听音乐，以免造成交通事故。
◆ 上课、写作业时不要听音乐，以免影响学习。

健康地使用卫生巾

卫生巾是女性生活中的必需品，直接关系到女性的健康，在使用时应注意到下面这些健康细节。

使用卫生巾之前要洗手。避免用手将卫生巾拆封、打开、抚平、粘贴的过程中，将病菌带到卫生巾上，产生感染或导致妇科疾病。

卫生巾不要长期放在卫生间里。卫生巾受潮后材料变质，细菌会侵入繁殖。拆包后的卫生巾应放在干燥、洁净的环境里，受潮后不应再使用。

注意卫生巾的有效期。生产日期越近卫生巾的质量越有保证。如果卫生巾贮藏过久，即使不拆封也会变质、污染。因此，在使用卫生巾时，一定要注意有效期，一次性不要购买太多，更不宜久藏。

尽量少购买促销品、新产品及赠品。促销品、赠品有可能是商家处理的滞销产品，产品质量很难保证。在选择新产品时，要尽量选择信誉好的知名厂家的产品，不要一味追新。

不要经常使用带有药物或香味的卫生巾。香味成分并不代表清洁度，药物卫生巾也许在一定范围和程度上对女性阴部保洁、防治各种妇科疾病发挥了作用，但由于人的体质差异很大，有的人对某些药物会出现过敏反应。平时属过敏体质的女性要慎用或不用香味或药物卫生巾。

少使用大吸收量的卫生巾。使用大吸收量的卫生巾时很长时间不必更换，这在一定程度上给女性来了方便，但长时间不更换卫生巾会使局部通风差，导致细菌繁衍，从而诱发各种妇科疾病。

细节提醒

选购和使用卫生巾时的注意事项

容易过敏的女性最好选用棉质网面，以减少摩擦。

购买卫生巾应尽量选用独立包装的，否则打开包装后未使用的会受到二次污染。需要注意的是棉质网面和丝薄型更换时间要求短，晚上不宜使用。

女性经期饮食宜忌

女性经期保健非常重要，若不注意保养、调理气血、补充适当的营养，会对健康造成非常不利的影响。

经期前：宜清淡低盐。月经来潮前10天，可开始低盐饮食。以免食盐太多，对肾脏和血管不利，导致头痛、易怒、下肢水肿等。月经来潮前1周，可选吃清淡、易于消化、富有营养的食品，如豆类、鱼类等高蛋白食物，并多吃绿叶蔬菜及水果。平时多饮开水，保持大便通畅，减少盆腔充血。不宜吃辛辣等刺激性食物，少吃肥肉、动物油和甜食，避免影响脾胃功能，保证经期正常。

经期中：营养与"温"、"和"。经期间饮食，以"通经水、加强营养"为主要目的，同时避免便秘。

忌生冷，宜温热，以免伤脾胃碍消化，生内寒，造成经血过少，甚至痛经。月经期间也不宜吃生冷食物。饮食应以温热为宜，这样有利于气血运行畅通。

忌酸辣，宜清淡新鲜。经期易疲劳，消化功能减弱，食欲欠佳，清淡、新鲜的食物味道鲜美，而且营养破坏较少，易于吸收。

荤素搭配，防止缺铁。多吃含铁丰富和利于消化吸收的食物，如鱼类、各种动物肝脏、血、瘦肉、蛋黄等。

忌喝浓茶。经期本来就出血失铁，茶叶中的鞣酸会加剧女性经期缺铁，导致妇女缺铁性贫血的发生。鞣酸还有收敛作用，抑制消化液的分泌，令经期食欲不振、大便秘结。

经期后：小补。在月经干净后的1～5天，补充蛋白质、矿物质等营养物质，并吃一些补血物，例如，既有益肤美容又有补血活血作用的牛奶、鸡蛋、牛肉、羊肉、菠菜、胡萝卜，等等。

细节提醒

经期饮食的注意事项

◆ 不要刻意吃甜食，以免加重经期的各种不适。

◆ 多吃高纤维食物，如蔬菜、水果、全谷类、全麦面粉、糙米、燕麦等食物。可调整月经和镇静神经。失血较多的女性，应多摄取菠菜、蜜枣、红菜（汤汁是红色的菜）、葡萄干等高纤维食物，以利补血。

◆ 在两餐之间吃一些核桃、腰果等富含B族维生素的食物。

◆ 摄取足够的蛋白质。多吃肉类、蛋、豆腐、黄豆等高蛋白食物。

◆ 饮食应定时定量，以缓解头晕、疲劳、情绪不稳定等不适。

◆ 避免食用含咖啡因的饮料，例如咖啡、茶等，可改喝大麦茶、薄荷茶。

◆ 即将面临更年期的妇女，应多摄取牛奶、小鱼干等钙质丰富的食品。

终日饱食有害健康

俗话说"饭吃七成饱，到老肠胃好"、"少吃多滋味，多吃坏肠胃"，这些话是很有道理的。饮食过饱，会使肠胃负担加重，消化液分泌减少，容易引起消化不良；还会将血液过多地调动到消化器官用以消化食物，从而造成心脑相应缺血。饭后困乏欲睡，便是这个原因。

美国有研究报告指出，经常保持轻微饥饿，有助于防止一些常见病和保持身体健康。美国加利福尼亚大学的罗伊·奥尔福德教授和7位同事在亚利桑那州大沙漠第2生物圈生活了两年。由于环境恶劣，他能吃到的食物很少。减少食量后，4名男性的体重平均下降18%；4名女性的体重平均下降10%；8人的血压平均下降20%；血糖和胰岛素平均下降30%；胆固醇由平均的195毫克/分升下降到健康和正常的125毫克/分升。科学家分析，轻微的饥饿可激发体内的潜能，减少细胞死亡率。但轻微的饥饿不是盲目的节食，而是要吃得少而精，应该吃低热量、高营养、富含维生素的食物。在保证基本营养的前提下，不要饱食，限制热量的摄入，这样才有益健康长寿。

需要说明的是，提倡"节食"和"微饿"不能绝对化，不能一概而论。对于长时间、强体力劳动（或训练）者而言，他们的体力消耗很大，需要不断地补充能量，饥饿不但会降低劳动效率，而且还会伤身体。

> **细节提醒**
>
> **节食的注意事项**
>
> ◆ 调整食欲。吃饭时放慢速度，当快吃饱但还想吃的时候，先停下来，去做点其他的事情，这样，吃东西的注意力就会被分散，慢慢地食欲就能被控制住了。
>
> ◆ 增加进餐次数。可将每天3顿饭变为4顿或5顿，每餐吃较少的食物，这样，既不会觉得饥饿，避免暴饮暴食，还能保持不错的工作状态。
>
> ◆ 多吃高纤维食物。高纤维的食物不仅能缓解饥饿感，而且热量低、有利于肠胃健康。

空腹饮食的12禁忌

忌饮酒。 空腹饮酒会刺激黏膜，久之易引起胃炎、胃溃疡等病变。

忌吸烟。 空腹吸烟会促使胃酸分泌增加，增加饥饿感；还容易引起头晕、乏力、心悸、头痛等不适症状。

忌饮茶。 空腹饮茶会稀释胃液，降低消化功能，且容易引起头晕、心慌、四肢无力、心神恍惚等。

忌吃糖。 空腹吃糖易引起蛋白质聚糖作用，有损人体对各种蛋白质的吸收，导致动脉粥样硬化症，影响肾与血液循环的正常功能。

忌喝牛奶、豆浆。 牛奶和豆浆里富含蛋白质，只有在摄入一定量淀粉食品后饮用，才能起到滋补身体的作用。

忌吃柿子。 空腹吃柿子易引起心口痛、呕吐、胃扩张、胃溃疡，甚至胃穿孔、胃出血等。

忌吃香蕉。 空腹吃香蕉，会使血液中含镁量骤然升高，不利健康。

忌吃西红柿。 西红柿含有大量的果胶、柿胶酚、可溶性收敛剂等成分，容易与胃酸发生化学反应，凝结成不易溶解的块状物，造成急性胃扩张。

忌吃橘子。 空腹吃橘子，会刺激胃黏膜，使脾胃满闷、泛酸。

忌吃山楂。 空腹吃山楂，不仅耗气，而且会增加饥饿感。

忌吃甘薯。甘薯中含有单宁和胶质，会刺激胃壁分泌更多胃酸，造成胃酸过多而"烧心"。

忌吃大蒜。空腹吃大蒜易引起急性胃炎。

> **细节提醒**
>
> **空腹运动危险更大**
>
> 运动需要适当的能量，人体平时能量的来源，主要靠饮食中摄取来的糖类，可是当空腹运动时，主要的能量来源就靠脂肪了。人在空腹运动时，血液中游离的脂肪酸会明显增高，脂肪酸肌活动的来源如过量，就会出现损害心肌的"毒物"，引起心律失常，甚至导致猝死。因此，在空腹运动之前，应先吃些糕点、喝点牛奶，这样可减少诱发低血糖症的危险。

青少年白发不宜拔

青少年长白发，俗称"少白头"，原因是很复杂的。少年白发可以分为先天性与后天性。先天性白发多与遗传或与头发的色素减少或缺乏有关；后天性白发则可能与精神创伤、情绪激动、较长时间的悲观抑郁等有关。

青少年白发多半是先天性的，也就是说，与遗传因素有关。如果再加上精神紧张、忧虑等因素，则可以使青少年的白发加重。所以，平时应注意保持心情愉快，消除紧张、忧虑，以减少白发生成。

青少年有了白发最好不要拔，因为拔掉白发会损伤毛囊周围的气孔，破坏毛根神经，易引起毛囊炎，更使黑色素形成细胞受损。可以经常用手揉按毛囊部位，以增加毛囊周围血液循环，使黑色素形成细胞活跃，黑色素生成增加，头发就会慢慢变黑了。

如果白发较多，影响美观，也可以将头发染黑。目前市场上有很多种染发剂出售，应选择正规厂家生产的、有相应的使用说明的产品。

防治"少白头"的方法

◆ 学会心理保健和调节方法，劳逸结合，力求保持心情舒畅，避免精神危机。

◆ 坚持体育锻炼，增强体质。

◆ 讲究饮食质量，多吃一些富含优质蛋白、微量元素和维生素的食物，可选择鲜鱼、牛奶、动物肝肾、黑芝麻、食用菌类、海藻类、新鲜蔬菜和水果等。

◆ 在医生的指导下酌情使用维生素、叶酸、中药何首乌、枸杞子、桑葚子等药物，有助于防止或延缓白发的生成和发展。

扫码获取更多资源

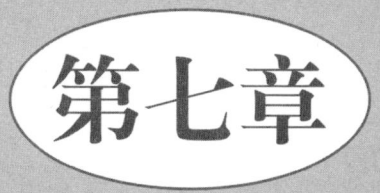

第七章

健康心理，享受美满人生

心理健康可以战胜疾病，生理与心理是一个不可分割的整体。有时，心理健康比生理健康更重要。一个体魄健壮的人有时会被郁闷压得抬不起头来，而一个身患残疾的人只要拥有健康的心理便能战胜缺陷，迎来成功。只有拥有健康心理，才能创造辉煌人生！

健康心理　克服自私

自私是一种较为普遍的病态的心理现象。贪婪、嫉妒、报复、吝啬、虚荣等病态社会心理从根本上讲都是自私的表现。

自私作为一种病态社会心理，有很强的渗透性。大多数人在不同程度上都存在私心杂念。要注意加以克服，否则不但不利于身心健康，还会给他人和社会带来危害。克服自私最有效的方法就是心理调适。具体来说有如下方法。

内省法。自私常常是一种下意识的心理倾向，要克服自私心理，就要经常对自己的心态与行为进行自我观察。观察时要有一定的客观标准，这些标准包括社会公德、社会规范和榜样等。

多做利他行为。关心和帮助他人，可以从让座、借东西给他人这些小事情做起，多做好事，可在行为中纠正过去那些不正常的心态。

回避训练。这是心理学上以操作性反射原理为基础，以负强化为手段而进行的一种训练方法。通俗地说，下决心改正自私心态的人，只要意识到自私的念头或行为，就可用缚在手腕上的一根橡皮弹不停弹击自己，从痛觉中意识到自私是不好的，促使自己纠正。

细节提醒

要纠正孩子的自私观念，家长就不能对孩子的不合理要求给予满足，甚至是合理的要求也不可百分之百给予满足。

家长切莫把孩子置于只享受、满足欲望而不履行义务的特殊地位，要让他们懂得欲望的满足和履行义务是同等重要的。

健康人生　摆脱忧郁

通常，忧郁的人脾气暴躁，而且，常试着用睡眠来驱走忧郁或烦闷，或者会随处坐卧、无所事事，虽然仍和正常人一样从事各种活动，但是能力较差，动作较慢。

忧郁会使人觉得疲累、无力、人生没有意义、绝望，甚至会想要放弃生命。这些负面的想法都是疾病的一部分，如果想要尽快脱离或避免加入忧郁症的行列，请牢记以下各大要点。

（1）不要定下难以达到的目标或承担太多责任。

（2）把巨大的任务区分成好几个小项目，分先后顺序，尽力而为。

（3）不要对自己期望太高，以免增加挫折感。

（4）设法和别人在一起，避免经常独处。

（5）参与能够使自己欢愉的活动，例如打球、看电影等，不要太劳累。

（6）尽量帮助自己、宽待自己，不要因为未能达到水准以上的表现而责备自己。

（7）当自己觉得忧郁的现象日趋严重时，要立刻去找心理医生或精神科医生。

（8）家人或朋友出现忧郁的现象，且日趋严重时，要鼓励他们去看心理医生或精神科医生。

（9）如果出现轻微的忧郁，休个假、享受自己的嗜好、从事剧烈运动，通常可以得到改善。

> **细节提醒**
>
> 一般说来，生活紧张、胃不舒服、头痛以及任何严重的身体伤害等都有可能引起一段特定时间的情绪抑郁。另外遗传、压力太大、自卑、悲观、完美主义者及依赖性强者，一连串的挫折、失落、慢性病或生命中不受欢迎的重大决定，以及饮食习惯都是导致真正意义上的抑郁症的主要原因。

后悔也是心理疾病

好多人做过了事情以后经常后悔，实际上这也是一种心理疾病。

一般来说，后悔产生的原因有下面两种。

第一种是在做出决定之前对可能出现的消极后果有一定的预知，但由于疏忽大意或盲目乐观，对这种危险的苗头没能采取必要的预防措施。

另一种是盲目乐观的结果，决定者在制订行动方案时，有意回避不利的信息，对未来的困难、危险及不利条件根本不加考虑，由于没有任何心理准备，也没有任何有效的应急措施，因此，决定者只有惊恐和本能的防御反应，只能临时利用手头的力量补救一下，但终因补救措施的不系统、不严密而收效不大。

做决定时的几种误区会导致后悔，这几种误区表现在几个方面。

首先，当选择者搜寻各种可能性，并且仅仅发现了一个可接受的方案时，他就倾向于忽视这一可能性的危险，无暇思索未来的威胁。如果他得不到反对这个方案的任何信息，他就会迅速采纳这个方案。如果这个唯一方案也很危险，且代价又很大，选择者就会认为自己已山穷水尽，没有选择的余地了，这种没有选择余地的感觉严重妨碍了选择者的思路，使之被动、草率地应付选择。

人们遇到难题向专家咨询时，也会产生一种顺从感或别无选择感。这时，人们会认为他们的意见是唯一合理的。这种在专家面前的自卑感妨碍了人们的自主性，使人们轻易放弃了其他选择。

其次，选择者尽管已经意识到选择可能带来损失及后悔，但又认为损失不会马上出现，所以就容易低估损失的严重性。

再次，如果选择者认为自己的决定对自己的名誉和周围人不会造成巨大影响，他就不易预见到后悔。

最后，如果选择者确信自己不会再发现新的信息或新的可能性，他就会默认现实的选择，不再理睬可能出现的后悔。

所以，我们在做决定时一定要谨慎，要深思熟虑，以免总在事后后悔，从而形成心理疾病，不利于身心健康。

细节提醒

如何将后悔转化为深刻的教训呢？我们不妨从以下3个方面入手。

◆ 反思后悔的根源，找出决定失误的原因。

◆ 在陷入极度后悔的状态时，应淡化后悔的情绪色彩，积极采取挽救行动，但不应彻底遗忘后悔的情绪，适当地在心中保留后悔的经验才能对未来的选择很审慎。"健忘"正是屡犯相同错误的根本原因。

◆ 在面临与过去相似的选择时，一定要仔细地回忆过去失败的情形，积极地利用过去的经验，从而避免犯相同的错误。其实，只要留心，便不难预见损失。

自卑是衰老催化剂

自卑，就是自己轻视自己，看不起自己。自卑心理严重的人，并不一定就是他本人具有某种缺陷或短处，而是不能容纳自己，自惭形秽，常把自己放在一个低人一等、不被自己喜欢，进而演绎成别人看不起的位置，并由此陷入不能自拔的境地。

自卑的人经常心情低沉，郁郁寡欢，常因害怕别人瞧不起自己而不愿与别人来往，没有自信，毫无竞争意识，享受不到成功的喜悦和欢乐，因而感到疲劳，心灰意冷。

由于自卑的人大脑皮质长期处于抑制状态，中枢神经系统处于麻木状态，体内各器官的生理功能相应得不到充分的调动，不能发挥各自的应有作用；同时分泌系统的功能也因此失去常态，有害的激素随之分泌增多；免疫系统功能下降，抗病能力下降，从而使人的生理过程发生改变，出现各种病症，如头痛、乏力、焦虑、反应迟钝、记忆力减退、食欲不振、性功能低下等等，这些表现都是衰老的征兆所在。

可见，自卑的心理是促使一个人在人生道路上走下坡路，加速自身衰老的催化剂。为了防止早衰，让自己更健康，应摒弃自卑心理。

细节提醒

怎样从自卑的束缚下解脱出来

◆ 认清自己的想法。要改变"戴着有色眼镜"看问题的习惯，这样才能看到事情光明的一面。

◆ 放松心情。

◆ 幽默。学会用幽默的眼光看事情，这样会发现其实很多事情都很有趣。

◆ 与乐观的人交往。让他们看问题的角度和方式感染自己。

◆ 寻求他人的帮助。悲观时，可以让别人帮忙分析一下，换一种思考方式。

◆ 要增强信心。只有自己相信自己，乐观向上，对前途充满信心，并积极进取，才是消除自卑、促进成功的最有效方法。

怒大伤身　告别愤怒

每个思维正常的人遇到不痛快的事，都难免要发点脾气，这无可非议。然而如果不能适当地控制自己的感情，盛怒之下，就容易做出让自己后悔的事，这样对身心健康是十分不利的。

愤怒，是一个人情绪的激烈爆发。经常愤怒，不应当看成是性格使然，而是一种心理不健康的表现。

无论是从生理上还是心理上，愤怒都会给人带来情绪上的不快和行为上的惰性。那么，应该怎样告别愤怒呢？

一般说来，怒气在刚开始产生时是脆弱的，容易控制的。因此，当人们遇到不愉快的事，感到很气愤时，要特别注意克制自己，不要冲动。例如，当一个人认为自己受到别人不合理的责备和恶意诽谤时，要尽量保持冷静，暂时压住心头的怒火。可以试一试拖延动怒的时间，第一次拖延 10 秒钟，第二次拖延 20 秒钟，然后不断地延长动怒的间隔时间。另一方法是当意识到自己怒火已经升起时，强迫自己不要讲话，采取静默的方式，熬过了最初的 10 秒钟，也许就会冷却下来。

从愤怒情绪发展的规律来看，自我克制越早越好。但一旦动怒，最好的办法就是迅速离开导致愤怒情绪的现场，或做别的事情，或强迫自己冷静下来想一想。当要发怒时，人们还可以握住他所"恨"的人的手，直到情绪平静。

在发怒时要提醒自己，每个人都有自己的不同见解，若想让对方改变其观点，只会延长自己发怒的时间，每个人都应该记住：不要苛求人人都赞同你的意见与行为。有时光靠自己内在的努力很难奏效，这时就需要得到外界的提醒和帮助。例如，清代的林则徐每到一地，都要在房间的墙壁上贴上"制怒"二字，目的就是要提醒自己不要乱发脾气。容易发怒者也可以尝试这种办法。

细节提醒

如果怒气确实膨胀起来，并且无法控制，那就应该让它发泄出来，但要切记，不能伤及他人。可以找朋友，尽情地倾诉；也可以到空旷处放声大喊；或一口气跑上几千米，跑得满头大汗，让怒气随汗水一起流失，然后用温水痛痛快快地洗个澡。

嫉妒是心灵的毒药

嫉妒是痛苦的制造者，在各种心理问题中是对人伤害最严重的，可以称得上是心灵上的恶性肿瘤。如果一个人缺乏正确的竞争心理，只关注别人的成绩，嫉妒他人，同时内心产生严重的怨恨，时间一久心中的压抑聚集就会形成心理问题，对健康也会造成极大伤害。

如何让自己远离嫉妒心理，拥有健康心态呢？

自我宣泄。如果产生了心理失衡和嫉妒，而且实在无法化解，可以适当宣泄一下。可以找一个较知心的亲友，痛痛快快地说个够，暂求心理的平衡，然后由亲友适时地进行一番开导。

树立正确的人生观。要胸怀大度，宽厚待人。

正确评价竞争。竞争无处不在，当看到别人在某些方面超过自己的时候，不要盯着别人的成绩怨恨，而要积极寻找别人成功的原因，以此为动力让自己更快地进步。

正确评价成功和他人的成绩。有了关于成功的正确价值观就能在别人有成绩时，肯定别人的成绩，并且积极发现自己的不足，迎头赶上。

提高心理健康水平。客观评价自己，并且去寻找真正的快乐，这些都是远离嫉妒心理的方法。

总之，不能光看到别人的成绩，更重要的是找到别人成功的原因，并以此为动力督促自己不断进步。

细节提醒

嫉妒者的心态特征常常表现如下：争强好胜；不能树立正确的目标；对现状不满，爱发牢骚，自我评价低，总感到不如别人；自恃条件好，希望别人不如自己，以此来体现自己的优越感；感到别人的存在对自己构成了威胁。

如果出现了这些心态要及时进行调整，以免发展成不健康的心理，危害身心健康。

过度的焦虑要不得

"焦虑"指的是一种没有明确原因的、令人不愉快的紧张状态。焦虑有积极的作用，能够促使你鼓起力量，去应付即将发生的危机。适度的焦虑可以提高人的警觉性，充分调动身心潜能，使注意力更加集中，思维更加敏捷，心理反应加快，从而更好地解决面对的问题。但凡事都有两面性，焦虑对人的影响也不仅仅是积极的，它也有消极的一面。

焦虑使人烦躁不安、心神不定，导致压抑。高度的焦虑会使人处于一种极度的紧张状态，产生恐惧，因而可能对工作、学习或者生活产生破坏作用。

如果过度焦虑，甚至到了患焦虑症的程度，这种情绪就会妨碍人应付、处理面前的危机，甚至妨碍人们的日常生活。如果得了焦虑症，可能在大多数情况下，没有什么明确的原因就会感到焦虑，而且会觉得焦虑已经严重影响了生活，事实上也就什么都干不了了。所以，一旦出现了焦虑情绪，一定要加以控制，不要使焦虑程度过高，以免影响正常的工作和生活。

细节提醒

下面是卡耐基主张面对焦虑及担心的基本原则。
◆ 弄清事实。
◆ 分析事实。
◆ 做成决定。

摒弃狭隘　心存宽容

心胸狭窄的人，对比自己强的人嫉妒，对不如自己的人又看不起。他们生性多疑，一点小事也常常折腾得吃不好睡不香。狭隘是许多疾病的根源，是亚健康的诱因。要想拥有健康的身体，必须摒弃狭隘的心理，心存宽容。

要心怀坦荡，宽容他人，就必须做到互谅、互让、互敬、互爱。人都是有感情和尊严的，既需要他人的体谅，又有义务谅解他人。有了相互之间的谅解，就能保持平静的心境和宽容的品格。要尊重别人，关心别人，学会用爱化解矛盾，消除猜疑、嫉妒和憎恨。

人与人之间发生误会甚至矛盾冲突是常有的事。发生矛盾时要尽力解决矛盾，主动原谅他人的过失，用宽容解决问题，融洽彼此的关系，而不是只顾指责对方，为自己开脱，让矛盾更加激化。

不要总为一些不顺心的小事抱怨或争吵,忽略生活中那些美好的、幸福的一面,只要心胸开阔、懂得满足和宽容,并放松心情,不怨天尤人,就能更好地化解人与人之间的猜忌与隔阂,拥有真正的快乐。

细节提醒

提倡宽容,并不意味着放弃原则。对别人的心胸狭窄要心存宽容,以化解矛盾,但对别人的错误思想和行为绝不迁就,这才是宽容的真正含义。

克服害羞 增强自信

每个人在与自己不熟悉或比较重要的人交往时,都会出现一种紧张或激动感。这本是人际交往中的一种正常反应,随时间推移会习以为常。但如果缺乏自信,就会特别注意别人的评价,过分注意自己在别人面前的表现,以致对脸红特别在意。害怕别人会因此议论自己,想自己不脸红,但又无法消除,见人脸红便成了心病。与人交往前便担心自己会脸红,交往时更是认真体验自己有无脸红,时间一长,就在大脑的相应区域形成了兴奋点,只要一进入与人交往的环境,就会出现脸上发热和内心的焦虑不安,加上别人对此的议论或讥笑,更会紧张不安,惧怕见人,从而形成赤面恐惧症。

这种心理是不健康的,要注意克服。最主要的还是要增强自信心,以保证心理健康。

对脸红要采取顺其自然的态度,允许它出现和存在,不去抗拒、抑制或掩饰它,不为有脸红而焦虑和苦恼,从而消除对脸红的紧张和担心,打断由此而造成的恶性循环。

改变只看到自己的短处,用自己的短处比别人的长处的思维方式。要经常想想自己有哪些长处或优势,从而逐渐改变对自己的看法。同时,将注意力转移到自己感兴趣、也最能体现自己才能的活动中去,先寻找一件比较容易也很有把握完成的事情去做,一举成功后便会有一分喜悦,做完后再用同样的方法确定下一个目标。这样,每成功一次,便强化一次自信心,自信心就会逐渐地越来越强。

> **细节 提醒**
>
> 　　研究表明害羞心理是完全可以克服的，专家们的建议如下。
> ◆ 参加社交活动之前，做好充分的准备，如该做什么、说什么、怎么做、怎么说，等等。
> ◆ 做个有心人，记下令自己感到不安的事情，了解令自己害羞的事到底有哪些。
> ◆ 主动向别人倾诉，以缓解心理上的不安和紧张情绪，别人的劝慰也有助于使你克服害羞心理，增强自信。
> ◆ 改变身体语言：最简单的方法就是SOFTEN——柔和身体语言，S(smile)代表微笑，O(open)代表开放的姿势，即腿和手臂不要紧抱，F(front)表示身体稍向前倾，T(touch)表示身体友好地与别人接触，如握手等，E(eye)表示眼睛和别人正面对视，N(nod)表示点头，显示你在倾听并理解它。
> ◆ 循序渐进，一步步改变。
> ◆ 观察与模仿：在生活中寻找和观察在某方面不害羞的"榜样"，模仿与学习，尝试扮演一个不害羞的你。

攀比让你远离健康

　　看看别人，比比自己，生活往往就在这比来比去中，比出了怨恨，比出了愁闷，比掉了自己本应有的一份好心情。长此下去，人很容易被抑郁侵袭，最终危害身体健康。

　　生活的差别无处不在，而攀比之心又是难以克服，这往往给人生的快乐打了不少折扣。但是，假如我们能换一种思维模式，别总是专拣自己的弱项、劣势去比人家的强项、优势，而是把眼光放低一点，学会俯视，多往下比一比，生活肯定会多一份快乐，多一份满足。

　　理性地分析生活，我们会发现，其实生活对每一个人都是公平的，公正的，没有偏袒的。人生是一个由起点到终点，短暂而漫长的过程，在这个过程中每个人所拥有和承受的喜怒哀乐、爱恨情仇都是一样的、相等的。这既是自然赋予生命的规律，也是生活赋予人生的规律，只不过我们享用、消受的方式不同，这不同的方式，便演绎出不同的人生。于是，有的人先苦后甜；有的人先甜后苦；有的人大喜大悲，有起有落；有的人安顺平和，无惊无险。

享受属于自己的幸福，才能拥有真正幸福的生活。

细节提醒

试着把一些你认为亟待处理而事实上并没那么重要的事搁置一边，努力忘掉它。一段时间以后，你会发现这件事的确没你想象中那么重要。时间的长河会淘洗掉许多生活琐事的痕迹，如果为它付出了过多的精力，那么生命有很大一部分就被白白浪费掉了。

许多事知道就行了，而没有必要把它挂在心上。

过度紧张　不利健康

现代社会发展的特点是高速度、高节奏、高效益。随着社会节奏的加快和竞争的加剧，人们在精神上的紧张感也在逐步升级。如果人的情绪长期处于紧张状态而得不到缓解的话，就可能引起情绪障碍。

什么是紧张情绪呢？它是指人们精神活动的一种现象，一种因某种强大压力所引起的、高度调动人体内部潜力以对付压力而出现的生理和心理上的应急变化。一般来说，在某些重要的时刻，情绪的适度紧张不是坏事，而且是必需的。它可以使我们的思想高度集中，充分动员全身的一切力量，产生一种激发潜能的作用，从而发挥自己的最佳水准。

适度的紧张有益，但过度的紧张将会对人体产生抑制作用。

过度紧张，会使脑神经的兴奋和抑制过程失调，出现暂时性的不平衡，使人动作失调，行为紊乱，办事效率降低。

偶尔出现过度的紧张时如能及时调整，则不会对人造成大的危害，但持续的情绪紧张状态对人体特别有害。有人把持续的情绪紧张称之为体内的"定时炸弹"。因为持续的紧张会使人体内茶酚胺的分泌增加，使心搏有力，心跳加快,血压升高,心肌代谢所需的耗氧量增加。这种变化将会引起心律不齐,是诱发心脏病的因素。因此,长期、高度的情绪紧张,对人体是十分有害的。

所以,要注意消除紧张情绪,紧张时要采用转移注意力,进行积极的自我暗示,向身边的好朋友倾诉,保持镇静等方式放松心情,缓解紧张的情绪。

细节提醒

我们不应一遇挫折就自怨自艾,或在别人身上泄愤。应学会宽容和宽恕,这样就能忘却那些不愉快的事,消除产生紧张情绪的根源。大事不应糊涂,但小事不妨糊涂些,做个"难得糊涂"的人,会生活得比以前更轻松、愉快。

直面挫折 保持健康

在人生漫长的旅途中,由于各种主客观原因,谁都难免遇到一些困难和失败。一般学习上的困难、工作中的不顺利、同学同事之间的一时误会和摩擦、恋爱中的波折等,都会引起不良情绪反应,尤其是严重的挫折,更会造成强烈的情绪反应,或者引起紧张、消沉、焦虑、惆怅、沮丧、忧伤、悲观、绝望。这些消极恶劣的情绪如果得不到消除或缓解,就会直接损害身心健康,使人变得消沉颓废,一蹶不振;或愤愤不平,迁怒于人;或冷漠无情,玩世不恭;或导致心理疾病,精神失常;甚至可能轻生自杀,行凶犯罪。

挫折是指个人从事有目的的活动时,由于遇到阻碍和干扰,其需要得不到满足时表现出的一种消极情绪状态。生活中的挫折是不可避免的,它具有正向和负向功能,既可使人走向成熟、取得成就,也可能破坏个人的前途,关键在于你怎样面对挫折。正确面对挫折,把它当作一种挑战和考验,使它发挥积极作用,它就能帮助人们驱走惰性,促使人奋进。

首先,要利用挫折帮助自己成长。人的成长过程是适应社会要求的过程,适应得好,才能更好地成长。而适应就要学会调整自己的动机、追求和行为,正确面对挫折,使其发挥积极作用,这样才能更好地成长进步。

其次,让挫折磨炼自己的意志力。实际上生活中许多轻度挫折,是意志力的"运动场",当你大汗淋漓地跑完全程,克服了生活的挫折,你就会获得愉快的体验。每战胜一次挫折,都可能强化自身的力量,为应付下一次挫折提供"精神力量"。

在日常生活中,每个人对于挫折的反应都并不相同。一方面这决定于对挫折的感情理解。另一方面,感情上的失落比物质上的失落反应更激烈。人在遭遇挫折时,往往会感到缺乏安全感,难以安下心来,这就使工作和生活都受到影响。只有直面挫折,真正地使其成为前进的动力,才能不被挫折压倒,更好地保证心理健康。

细节提醒

呼吸调节法是指通过调整呼吸来使身体得到松弛,进而缓解精神紧张,如深呼吸练习操,其程序如下所述。

◆ 选择一个舒适的坐姿,闭上双眼,注意自己是用嘴还是用鼻呼吸及呼吸频率。

◆ 注意身体的肌肉群,尽量放松。

◆ 用鼻吸气,用嘴吐气,连续做几次平静的深呼吸。

◆ 深吸一口气(可默数4个数)、憋气(数4个数)缓慢地用嘴吐气(默数8个数),自然呼吸几次后,继续做深呼吸,如此反复进行10次。

◆ 手掌置于腹部,自己能感到它的运动,嘴呈"O"型,快吸气,短促喘气,进行10余次。

报复心理 自己受害

在社会交往中,有些人欲以攻击方式对待那些曾给自己带来伤害或不愉快的人,以发泄不满,这就是报复。报复心理是一种不健康的心理状态,它不仅会对报复对象造成这样或那样的威胁,而且有害报复者的心理健康。

当一个人被报复心控制时,他失去最多的是人性中最宝贵的东西:宽容和慈善。他们需要费力地伪装自己,因此会觉得自己很有压力,时间长了就会造成严重的心理障碍,对身心健康十分不利。

报复的根源,无外乎是过分在乎和过分压抑。人与人之间有不同的看法和意见本来很正常,如果不过分在乎,能以健康心态去对待心中不满,就可以找到消除敌对情绪的好方法。有时一些事的确让你忍无可忍,就事论事地宣泄一下也无大碍,宣泄之后还能让自己轻松愉悦。重要的是不要死记前仇,否则,就会慢慢形成报复的死结。

报复毕竟是对他人的一种伤害,每个人在转报复的念头时务必要多考虑报复的危害性。报复行为会不会受到社会舆论的谴责?会不会触犯纪律或法律?如果良心约束不了自己,那就只有用法律来束缚自己。

多一点宽容,根除报复心理,提高自制能力,才能有利于身心健康,防止伤己伤人的事件发生。

细节提醒

每个人都应该学会用动机和效果统一的观点去衡量人的行为,这样可以减少许多不满情绪的产生,为报复心的萌生断后路。当他人给你带来伤害或不愉快时,应该试着回想自己是否在某时某刻也给别人带来过同样的伤害。如此将心比心,报复的欲念就会慢慢散去。当受挫折或不愉快时,不妨进行一下心理换位,将自己置身于对方的境遇中,想想自己会怎么办。通过这样的换位,也许便能理解对方的许多苦衷,正确看待他人给自己带来的挫折或不愉快,从而消除报复心理。

健康的心远离怯懦

对于多数人,尤其是怯懦者而言,与陌生人见面往往多少会产生不自在。其实胆怯无关个性,而是与他人接触的经验不够,进而出现排斥他人的心理。

其实,没有人能够完全避免怯懦和畏惧,即使最勇敢的人也不例外。但如果怯懦成为一种习惯,它就会成为情绪上的一种障碍,会使人过于谨慎、小心翼翼、多虑、犹豫不决,使人在心中还没有确定目标之时,已存在恐惧心理,在稍有挫折时便退缩不前,因而影响自我设计目标的完成。

一般说来,若能进行自我训练,积累与他人相处的经验,即使无法改变自己的个性,亦不至于以与他人接触为苦。为加强自信心,不妨先进行心理建设,常常提醒自己多接触不寻常的人物,借以改变自己的人生观,以及增加人生乐趣。

生活在现代社会,我们必须摒弃害怕受伤、怯懦畏惧的心理,端正心态,以一种健康的心态去面对生活、尝试生活,明天才会有更好的开始。

细节提醒

克服怯懦的方法

◆ 训练自己盯住对方的鼻梁,让人感到你在正视他的眼睛。

◆ 径直迎着别人走上前去。

◆ 开口时声音洪亮,结束时也会强有力;相反,开始说话时声音细弱,闭嘴时也就软弱。

◆ 学会适时地保持沉默,以迫使对方讲话。

◆ 见一位陌生人之前,先列一个话题单子。

◆ 熟记演讲的首尾,那么你从头到尾都会口若悬河。

◆ 想方设法和比自己强的人交往。这样,你会学到知识,同时还可观察强者的弱点和缺点,从而增强信心。

◆ 精通本职工作,有能力才会有信心。

神经衰弱 科学治疗

神经衰弱症是精神科的一种常见病、多发病,患者常感脑力和体力不足,容易疲劳,工作效率低下,常有头痛等躯体不适感和睡眠障碍。

神经衰弱症患者多为青壮年,脑力劳动者居多,绝大多数发病于16～40岁之间,一般多在青年时期开始发病。青年人由于好奇心强,生活经验少,生理心理发育旺盛和不稳定,因而对外界环境的适应能力很差,社会交际和处理问题的技巧还不成熟,容易产生心理冲突而难以缓冲和解决。加之青年人正处于由家庭到社会的过渡阶段,要独立适应不稳定的环境,很可能会遇到一些精神上的刺激和社会环境的影响,如果个体锻炼得不够坚强，先天素质又有某些弱点或缺陷，更容易造成心理上的冲突，引起情绪障碍而导致神经衰弱症的发生。

很多神经衰弱症患者往往会给自己设置许多的心理障碍，他们不相信自己的能力和价值，常常在临阵退却、坐失良机后陷入深深的自责、责人的冲突之中。他们还认为自己必须服从某些条条框框，否则就会产生紧张、焦虑、自责等负面情绪。他们否定了生活的多变性、丰富性以及人与人之间的差异性等基本事实，实为作茧自缚。所以，当神经衰弱症患者在认识到自己内部冲突的来源之后，就可以有针对性地进行自我消解工作。

患神经衰弱症的人，首先要放松心情，面对压力要从容，要认识到症状是一种信号，应该先冷静地分析一下，这种情绪紧张和心理压力来自何方。从表面上看，神经衰弱症确实影响了学习和工作，可实质上它及时地停止了人的超负荷运转，使人暂时摆脱了沉重的心理负担，获得一个休整、喘息的机会。同时也使人获得了一次直接面对痛苦、甚至设法超越痛苦的机会。

不要为脑力下降而过分焦虑，必要时可以降低自己的奋斗目标，量力而行，把目标确定在自己能充分发挥潜能，而又不导致精神崩溃的限度，摆脱神经衰弱，恢复健康。

> **细节提醒**
>
> 患有神经衰弱症者可以尝试用药膳进行调理，尤其是身体比较虚弱的患者，用汤粥调养身心，可以取一举两得之效。

嗜酒不利心理健康

偶尔或少量地饮酒能起到活血化瘀的作用，对人的健康有益无害。但是如果长期过量地饮酒，嗜酒成瘾，成为酒精滥用者或酒精依赖者，引起酒精中毒，则对个人和社会有害无益。

嗜酒习惯跟心理因素有很大关系，很多酗酒的人都是因为觉得生活枯燥、精神空虚，或感到前途渺茫，于是常常"借酒消愁"，以减轻精神上的苦恼，而开始经常喝酒的，也由于经常借酒浇愁，慢慢就开始嗜酒成瘾，形成酒精滥用或酒精依赖。

嗜酒对身体的损害很大，这是人们都知道的，同时，嗜酒也非常不利于心理健康。

嗜酒会使人产生精神障碍。在情绪方面，嗜酒易使人产生焦虑、抑郁情绪，特别是形成酒精依赖后，在身体状况不佳、家庭不和、经济水平下降时尤为突出，严重者还可能产生自杀念头。嗜酒者会出现幻觉症，即在神志清醒的状态下产生言语幻听。内容多是威胁性言语，通常以数人交谈或评论他人的方式出现；还可能出现短时幻视，如看见躲在门窗后的人影或闪烁的亮光、地板的条纹变成怪物等。长期嗜酒的男性，可引起性功能障碍，以性欲低下甚至阳痿较多见，在性功能障碍的基础上，常产生嫉妒妄想，怀疑妻子不忠，而无故谩骂、殴打、侮辱、虐待，威胁要将其置于死地等；嗜酒者还会产生遗忘综合征，表现为识记能力发生障碍，近记忆缺损，对刚发生的事不能回忆，对多年以前的事却能正确回忆等。

而且，嗜酒成瘾者还可能变得玩世不恭或多愁善感，或者待人冷漠，或不可理喻等。

由于酗酒对个体和社会的危害极大，因此对酒精滥用者和酒精依赖者必须进行治疗和戒酒指导。

嗜酒者首先应认识到自己的行为是错误的，有害健康的。

酗酒者常有许多坏习惯，如有人喜欢空腹饮酒，有人喜欢一饮而尽，有人喜欢敬酒、罚酒、赛酒、赌酒、灌酒，这些不良习惯都应革除。饮酒前要多吃菜，慢慢饮，为社交喝酒时，不要过量。

对嗜酒成瘾者的饮酒行为附加一个恶性刺激，使之对酒产生厌恶反应，可以消除饮酒欲望。

细节提醒

酗酒往往给家庭带来不幸，但对其进行制约的最好环境也是家庭。因此，家庭成员应帮助患者，让其了解酒精中毒的危害，及早树立起戒酒的决心和信心，并与患者签好协约，定时限量给予酒喝，循序渐进地戒除酒瘾。同时创造良好的家庭气氛，用亲情、温情去解除患者的心理症结，使之感受到家庭的温暖。

第四编 冬之吻

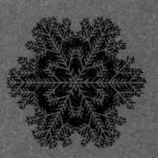

——拥抱沉睡的灵魂

冬季气候寒冷，草木凋零，是万物潜伏闭藏的季节。冬季，人体的新陈代谢减缓，以尽可能地保存体力，但同时也降低了人体抵抗疾病的能力。世界上大多数地区的死亡率都以冬季为最高，冬季也是心脑血管病、呼吸道疾病的高发时段。

不过,人们大可不必消极等待,通过积极预防,可以巧妙地"破译"疾病发生的预兆，采取积极的防范措施。冬季的睡眠和饮食很重要，关注健康细节，才能拥有健康。

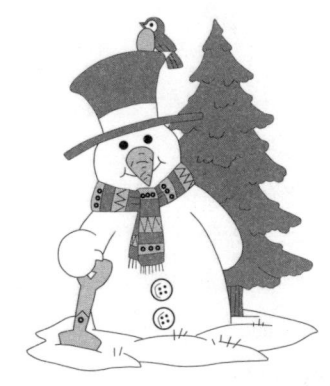

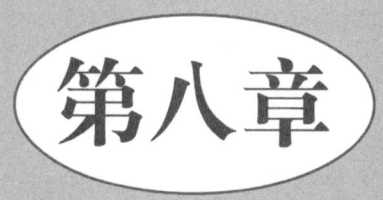

第八章

良好睡眠，保持身心健康

> 人的一生有1/3的时间在睡眠中度过。生命的过程离不开睡眠，在所有的休息方式中，睡眠是最理想、最安全的，也是最重要的。良好的睡眠能弥补损耗，修补损伤，从而增强机体的活力，提高机体对疾病和衰老的抗御能力。因此，保持良好睡眠，对健康至关重要。

改掉睡眠的坏习惯

据统计，目前在我国约有20%～30%的人患有不同程度的睡眠疾病，其中，失眠已成为受到普遍关注的睡眠问题。失眠虽算不上重大疾病，但会使人们精神不振，昏昏欲睡，忧郁心烦，脾气大增。现在，由于工作压力、生活习惯等因素，失眠人数仍处于逐年递增之势。

那么，人们为什么会受到睡眠的困扰呢？原因当然不止一个，但最多的还是与神经有关的疾病，像焦虑症、抑郁症以及睡前喝咖啡、喝酒等。至于一些内外科疾病，像心脏系统、呼吸系统，以及消化系统疾病等，也会给睡眠带来一些问题。另外，不良的睡眠习惯、习惯性身心紧张、缺少帮助睡眠的技巧等等，也都是导致人们睡眠问题的因素。

不良的睡眠习惯是影响睡眠的主要因素。而坏习惯的养成，可能是工作压力或疾病留下的"后遗症"，而那些看起来"不怎么严重"的坏习惯，也默默地在黑夜里"作祟"。找出并矫正这些坏习惯，也就是神经科专家们所谓的建立睡眠卫生，可以发挥令人惊叹的效果。

一旦有失眠经历，就不相信自己可以睡得好；一到天黑，就开始担心害怕。其实睡眠是正常的生理要求，该睡就要睡，越担心、越焦虑越睡不着。

长时间的失眠，不仅仅是感觉上不舒服，也会在很大程度上影响身体健康。如果采取相关措施，仍不能改变这些症状，就应该去看医生，在医生的指导下服药治疗。

以上这些睡眠中的坏习惯在你身上是否出现过呢？如果有的话，相信只要你设法改掉，学会建立个人睡眠卫生习惯，学习放松，并适当运用协助入眠的技巧，一定会使你远离失眠的烦恼，获得优质睡眠也将指日可待。

细节提醒

临睡前不要使用电脑

临睡前使用电脑，可能给睡眠带来不良影响。研究显示，人体体温在白天活动时会升高，而夜间睡眠时则会降低。如果两者温差大，就容易获得深度睡眠。那些睡眠浅的人，则多是白天体温不高，夜间体温也不低、神经温差小的人。

而在睡前，使用电脑会能使体温升高，破坏体温变化规律。因为在使用电脑的过程中，明亮的显示屏，开关程序的活动，都对眼睛和神经系统有强烈的刺激，使体温处于相对较高的状态。中枢神经昼夜温差小，睡眠质量自然也就差了。为改善睡眠不良的状况，不妨睡前用温水洗澡，喝一杯热牛奶。

睡眠时间因人而异

为了保证健康，人们应该有足够的睡眠时间。但由于人们的年龄、职业体质、性别、性格等方面的差异，其睡眠时间也各不相同。

睡眠时间因人而异，一般来说，成年人只要7～8小时的睡眠就够了，60岁以上的老年人应相应延长睡眠时间。

对于成年人而言，睡眠时间的变化与职业有着一定的关系。一般来说，按作息方式的差异，可分为"百灵鸟式"和"猫头鹰式"。

百灵鸟式。长期从事体力或上正常班的人此式比较多见。所谓"百灵鸟式"的作息方式是：黎明时马上起床，绝不睡懒觉，以百倍的精神投入到紧张的工作和日常生活中去；当夜幕降临时，便感到全身乏力，于是匆匆上床就寝。第二天再重复前一天的作息时间。

猫头鹰式。以脑力劳动为主的白领多采用这种方式。"猫头鹰式"的作息方式是：迟睡晚起。每当夜幕降临，他们反而会精神抖擞，工作效率很高，直至夜深人静，还在思潮翻腾，毫无倦意，迫于次日的工作任务，才不得不勉强就寝。第二天已日上三竿，他们还是睡意正浓，勉强起床，整个上午都无精打采，工作效率极低。

当然，这种节律的差异，归根结底还是神经体液调节的差异造成的，往往与习惯、长期的工作和生活方式有关。

因体质差异，个体对睡眠时间的要求不同。生活中也是这样，胖人一般入睡快，睡眠时间比较长；瘦人一般入睡慢，睡眠时间较短。

有人或许会问，睡眠时间少了不好，那多了是否会对人体健康有利呢？答案是：睡得过多非但无益，反而有害。睡眠时间过长可使大脑的睡眠中枢负担过重。中医认为"久卧伤气"，这是很有道理的，因为久卧可造成气血流通不畅，机体的新陈代谢水平低下，体内各个器官的生理功能得不到充分的发挥，最终可引发各种疾病。

细节提醒

青少年睡眠不足的严重后果

◆ 影响长高。

◆ 食欲下降，身体免疫力下降，导致近视眼等常见病。

◆ 思维活动的能力降低，出现注意力不集中，记忆力减退，思维迟钝，反应迟缓等问题。

◆ 情绪低落，烦躁易怒，焦虑紧张，抑郁孤独，不愿与人交往等。

摆床细节影响健康

床的摆放也会影响睡眠,从科学角度来看,床的摆放有以下不宜。

床头不应放在窗下。因为床头在窗下,人睡眠时有不安全感。如果遇大风、雷雨天,这种感觉会更强烈。而且,窗户是通风的地方,人们在睡眠时稍有不慎就会感冒。

床不宜正对卧室门。如果床正对卧室门,客厅里的人一眼就能看见卧室的床,会使卧室缺乏宁静感,也影响睡眠。此外,人们穿着睡衣来回走动,看上去也不雅观。

床的摆放不宜正对梳妆镜。这主要是因夜晚人起来时,特别是睡眠中的人噩梦惊醒时,在光线较暗的地方,会在猛一抬眼的刹那间看到镜中的自己或他人活动,容易受惊吓。

床垫忌高低不平。现代人用床垫的多,如果床垫质量不好,弹簧发生变形,就会影响健康。所以床垫选择也十分重要。睡变形的床垫会使人的脊柱弯曲,睡久了就影响血液循环,使人疲劳容易生病。

床下不宜堆放杂物。床下往往是不太透气的阴暗处,放上杂物,平时难清理,易造成卫生死角,这样就容易受潮发霉或滋生细菌,从而导致人生病。

细节提醒

床的摆放要方便使用

床在卧室摆放时要方便使用,并且要让在床上睡觉的两个人都感觉方便。要是一个人(靠墙睡的人)只能通过叫醒另一个人才能下床的话,很难把这叫作"方便"。尝试一下意想不到的摆放床的方法。例如既不横着摆,也不顺着摆,而是床头顶着房间一角(就是顺着一条对角线摆放)。这样,使用床的两个人可以从两个方向上下床,相互不影响。而且,在床头后的空间(哪怕是不大的地方)还可以放置一个储物柜。这样可获得更多的空间。

帮助你睡眠的方法

呼吸松弛助眠法。通过调整呼吸（调息），使心境宁静而松弛（心定）。以下介绍3种方法，可任取其一。

数息法：取睡眠姿势，侧卧位或仰卧位。自然呼吸，但比平常稍细、深和慢，同时默数呼吸次数，一吸一呼算1次。由1数到10,然后从头再来，又由1数到10，通过数呼吸次数，排除杂念，心境逐渐宁静放松。

随息法：取睡眠姿势，侧卧位或仰卧位。腹式呼吸，吸气时腹壁隆起，呼气时腹壁收缩凹陷，呼吸调整得稍细、深和慢，意识轻轻地跟随气息的进出，排除杂念，这种方法比数呼吸要自然，在逐渐随息的过程中，心境放松安定，渐入睡乡。

放松呼吸法：又称放松功。临睡前，一般在仰卧位进行。两臂舒展放在身旁，两腿自然伸直，眼口轻闭，自然呼吸，鼻吸鼻呼，用默念单字法配合呼吸放松身体；吸气时默想"静"字,呼气时默想"松"字，一边默想"松"字，一边有意识地放松身体某一部分，每次呼吸放松一个部位，依次放松头、臂、手、胸、腹、背、腰、臀、腿，最后放松足部。然后默想血管、神经、内脏都放松，如在练习过程中睡着了，就任其自然安静入睡。这种渐进式的全身松弛法对睡眠不安、容易惊醒者，改善睡眠的效果尤为显著。

听柔声松弛助眠法。一些自然界柔和的声音，虽然不是音乐，但同样有使聆听的人身心松弛的效果，例如柔和的雨声、风声、海岸边的浪涛声、小溪的流水声、风吹动树叶的沙沙声，这些自然界的声音，音量低而单调，容易引人入睡。可在临睡前静听录有这些声音的CD助睡。

愉快意象松弛助眠法。由于抑郁、焦虑、恐惧而致紧张失眠的人士，应在内心深处抹去种种令人忧虑、担心受惊的念头或意象（意念、形象），而代之以愉快的回忆，然后才能放松身心，改善睡眠。可以进行愉快意象松弛练习。沉浸在宽松、愉快、欣慰的感情中，可以冲淡甚至代替忧虑、不安和恐惧，从而使身心松弛，改善睡眠。

度假松弛助眠法。对于因长期身心过劳而有慢性疲劳综合征表现的失眠人士，建议暂时离开工作和原来的环境一段时间，出外旅游度假，以取得身心充分休息和松弛，有条件的人士尽量按以下要求选择合适的度假地点。

（1）风景秀丽、空气清新、环境安全、交通方便。

（2）有各种休闲设施，文化体育娱乐活动比较方便。

（3）旅馆设备良好，有一流的寝具和安静的卧室环境，能为旅客提供健康而舒适的睡眠。

细节提醒

良好的睡眠可以避免患上癌症

美国斯坦福大学医学中心的斯皮格尔教授在《大脑行为和免疫》杂志上发表文章指出，睡眠可以调节人体激素的平衡，而激素失调会对一个人是否患上癌症产生影响。

变换睡姿有利健康

睡眠的姿势很重要，一些不正确的睡眠姿势不仅影响睡眠，而且还会影响身体健康。

因为睡眠习惯的不同，每个人的睡姿也各不相同，有的人喜欢侧睡，有的人喜欢仰睡，也有人喜欢趴着睡或是蜷着睡。至于哪一种睡姿最好，并没有绝对的答案。以右侧睡来说，对心脏及肠胃并不好，因为心脏位于人体左侧，右侧睡时心脏受到地心引力的影响，自然会垂向右侧，徒增心脏的负担；此外，胃的开口在右上侧，如果采取右侧的睡姿，胃中的食物容易溢出，不但会引起胃泛酸，而且还会影响消化。而仰睡则有可能会压迫脊椎，易使人产生腰痛的毛病。至于趴着睡，胸口会直接受到压迫，呼吸比较不顺畅，而且脖子也常有酸痛的现象。

最好的睡姿应该是常常变换睡姿，这样才不会长期压迫某个部位而影响健康。

> **细节提醒**
>
> **特殊人群应选择正确的睡姿**
>
> ◆ 心脑血管疾病患者：最好采用右侧卧位；睡觉时，可以适当垫高下肢，使其稍高于心脏水平位置，这样有利于微循环的改善。
>
> ◆ 更年期妇女：最好采取右侧卧位，四肢放在舒适的位置，这样全身的肌肉都能得到放松。
>
> ◆ 肥胖者：多数人喜欢在睡眠中采取仰卧睡姿，然而这对他们而言并不是合适的睡姿，因为仰卧易使腹腔内压力增高，会使人产生受到压迫的感觉。尤其是患有睡眠呼吸暂停综合征的人。这类人在睡眠时应该注意抬高上半身、采用侧卧位。
>
> ◆ 颈椎病患者：睡觉时应该拿掉枕头平卧，或把枕头放在颈下，不要让颈部悬空。另外，不要突然剧烈地翻身。
>
> ◆ 有脑卒中后遗症者：有肢体偏瘫的患者应该遵医嘱，根据自身情况采用特殊卧姿，以保证患肢的血液循环和功能恢复。
>
> ◆ 醉酒、劳累后熟睡的人和糖尿病患者应多变换睡姿。

选择裸睡有利健康

国内外的养生家和生理学家经过研究发现，裸睡不仅能使躯体舒展，而且对身体健康有益。归结起来，主要表现在以下几个方面。

裸睡能祛痛。裸睡的时候，身体自由度很大，肌肉能有效放松，能有效缓解日间因为紧张引起的疾病和疼痛。有肩颈腰痛、痛经的人不妨试试。

裸睡能美容。没有了衣服的阻隔，裸露的皮肤能够吸收更多养分，这样有助于促进新陈代谢，加强皮脂腺和汗腺的分泌，有利皮脂排泄和再生，使皮肤有一种通透的感觉。

裸睡护私处。女性阴部常年湿润，如果能充分地通风透气就能减少患上妇科病的可能性。男性裸睡同样可以营造清凉之境，避免精子因为过热而活动力欠佳。

裸睡享安宁。没有衣服的束缚，身体自然放松，血流通畅，能改善某些人手脚冰凉的状况，有助于使人进入深层次睡眠。

如果家里方便，裸睡是你最好的选择。裸睡能帮你摆脱各种压力和束缚，很自然地进入梦乡。

细节提醒

裸睡的注意事项

◆ 被子、床单要勤换洗。千万不要把被子、床单当成不洗的贴身睡衣。

◆ 裸睡时注意不要着凉。着凉时人体抵抗力下降，容易感冒。

◆ 每天睡前要洗澡。

睡眠打鼾是健康的敌人

许多人睡觉时都会打鼾，打鼾可能会影响到他人的睡眠，更重要的是，打鼾其实是睡眠质量及健康状况不良的反应。

打鼾是阻塞性睡眠呼吸暂停的症状之一，它是一种睡眠障碍，会降低睡眠品质。通常在睡眠中，喉咙或鼻子中的肌肉处于放松的状态，如果鼻息肉较肥大，导致呼吸道不顺畅，空气无法顺利地被吸入和呼出，就会出现打鼾的情形。

打鼾还有可能是患有高血压和心血管等疾病的警讯，患有这些疾病的人睡觉时普遍有打鼾的情形。另外，吸烟者和肥胖者也都容易出现打鼾的情形。

此外，白天如果过于疲累，到了晚上，紧绷的情绪不能完全放松，身体无法真正进入休息状态的人也容易出现打鼾。这些人无法拥有好的睡眠品质，到了第二天，前一日的疲劳没有得到舒缓，累积在身体里，容易出现头痛、精神不济等情形。如此恶性循环，人就愈来愈疲累，愈来愈没精神。

想要睡觉不再打鼾，拥有较好的睡眠品质，建议做到以下几点。

白天不要过度劳累。身心的过度操劳都会导致精神和肌肉的紧绷和疲惫，如果白天真的特别忙碌，最好先舒缓一下身心再入睡，如洗个温水澡、按摩、听听柔和的音乐等等，这样会睡得比较安稳。

睡前不要从事刺激的活动。睡前的活动最好以柔缓的为主，不要让情绪太过激动，否则神经会无法立刻放松，使得晚上无法安安稳稳地休息。

侧睡。仰睡或趴着睡会让呼吸道更不顺畅，侧睡时，松弛的肌肉会倾向一侧，不会堵住呼吸道。

避免吸烟、饮酒和刺激性药物。吸烟、饮酒和刺激性药物会让肌肉更加松弛，更会堵住呼吸道。

减重。肥胖者的鼻息肉通常也较肥大，而且喉咙和鼻子内的肉也较肥厚，容易堵塞住呼吸道。

细节提醒

急需治疗的打鼾人群

◆ 当出现严重打鼾并伴随频繁而较长的呼吸停歇，次日醒后仍不能恢复精神，并有血压不易控制，血糖增高，出现夜间憋醒及心脏病频繁发作，以及睡眠困难，而常规治疗效果不明显者。

◆ 当白天出现有明显或严重嗜睡，与人谈话时亦可睡着者，尤其是驾驶员或高空作业者。

◆ 当患有此病的青少年出现明显的学习障碍或情感障碍时。

◆ 重度的鼾声严重扰乱家庭和婚姻生活，导致伴侣不能入睡时。

有梦睡眠多多益善

许多人常抱怨，夜间多梦导致睡眠不好。然而从科学的角度看，这种观点并不正确。相反，睡眠中做梦是人体功能正常的标志，有利于人体的健康。研究发现，梦是睡眠时体内外各种刺激作用于大脑特定的皮质，包括残存于大脑原有的兴奋痕迹所引起的一种生理现象，主要发生在快波睡眠期。科学家曾进行过多次剥夺人做梦的实验（即当睡眠者一出现做梦的脑电波时，立即被唤醒，如此反复进行）。结果发现，打断梦的进行，会导致人体一系列生理异常，如脉搏、血压、体温以及皮肤反应值均会增加,自主神经系统功能有所减弱;同时,还会引起一系列不良心理反应,如紧张、焦虑等。显然,正常的梦境活动,是保证机体正常生命活动的重要因素之一。

研究人员还发现,人脑中存在着两类相反的催眠肽,一类催无梦睡眠,另一类催有梦睡眠。研究人员将有梦睡眠肽施加于多种动物,使其睡眠中的有梦期延长,结果其寿命也大大延长了。

几乎每个人睡眠时都会做梦。有时做梦与疾病有关,是某些疾病的先兆。在这种情况下,怀疑有某种疾病的患者在就诊时把自己有关的梦境告诉大夫,通过对梦境进行分析,有助于寻找身体内部潜在性病变部位或病变器官。

细节提醒

避免做噩梦的方法

保持良好的心态,平和地看待生活中的种种问题,这是在心理上避免做噩梦的方法。

此外,睡觉的时候尽量避免俯睡、手压在胸口睡、被子捂住口鼻,因为以上的睡法都影响人的正常呼吸,会使得心脏运作不当和脑部缺氧。当身体处于不适的状态便会思维紧张,导致做噩梦。

建议将左侧身体朝上,这样有助于保证睡眠时身体器官的正常运作。

睡回笼觉不利健康

老人早起锻炼的时间很早,不少人回家后喜欢再睡一个"回笼觉"。专家称,这样做既影响晨练效果,也不利于健康。

晨练时,人们的呼吸加快,心跳加速,心肺功能得到加强,这有利于延缓冠心病、高血压及肺气肿、肺心病等疾病的发生。若晨练后再补睡一觉,对心肺功能恢复不利。此外,晨练后,大多数人都会出汗。若重新钻入被窝,因汗未落尽,反而容易受凉感冒。

另一方面，睡回笼觉必然要打乱作息规律，使大脑生物钟紊乱，会使老人"白天睡不好、晚上睡不着"。

医生建议：等到太阳升起一段时间，例如上午八九点时，晨雾已驱散，植物放出氧气，气温上升，此时老人再出门锻炼为宜。另外需要注意的一点是，老人清晨起床时，最好"赖床"1分钟，让血压等有个缓冲的过程。这一点对年轻人而言也同样重要。

细节提醒

睡眠过多易发癌症

在某项调查中，研究人员发现睡眠时间越长，越容易得癌症。更令人吃惊的是，从调查得到的包含癌症死亡在内的所有死亡比例看，睡眠时间超过9小时者，与睡7～8小时的相比，男性要高出60%、女性要高出76%。

晚餐与睡眠的间隔宜长

晚餐与入睡的时间间隔，可直接影响人的健康。临床资料显示，泌尿系统结石、胃及十二指肠溃疡出血、结肠癌、冠心病、高血压、神经衰弱等疾病的发生，与这一时间间隔有一定关系。

晚餐与睡眠的间隔短，无异于"以睡等病"。因为晚饭后不久就入睡，会造成胃肠蠕动减慢，食物在肠道停留时间延长，在厌氧菌的作用下，会产生胺类、氮、吲哚等有毒物质，增加肝肾的负担和对大脑的毒性刺激。

食物中的钙质，在新陈代谢过程中，有一部分经肾小球过滤随尿液排出体外。人体的排钙高峰期为饭后4～5小时，所以如果晚饭太迟，排钙高峰将正值睡眠期，尿液形成的速度也将减慢，尿在膀胱储存的时间长，尿液中的钙质就会蓄积于输尿管和膀胱，继而沉淀下来。长期如此，积聚的钙质将形成泌尿系统结石。

晚餐不久就入睡，还可引起血胆固醇，特别是低密度脂蛋白胆固醇增高，这类胆固醇容易在动脉壁上沉积，引起动脉粥样硬化，易导致冠心病、高血压。

细节提醒

选择帮助睡眠的食物

◆ 面包。吃面包后胰腺就会分泌胰蛋白酶,对面包所含的氨基酸进行代谢,而其中的一种氨基酸代谢物,能镇静神经,引人入睡。

◆ 鸡蛋黄。蛋黄含有丰富的蛋白质、维生素A、B族维生素、磷、铁等。晚餐以鸡蛋做菜肴,或临睡前吃一个煮鸡蛋,能宁心安神,有助睡眠。

◆ 蜂蜜。蜂蜜具有补中益气、安五脏、和百药、解百毒之功效,对失眠患者疗效显著。每晚睡前取蜂蜜50克,温开水冲1杯饮用。

睡得太晚有损健康

按人体生命节律来讲,白天造成的机体消耗,要靠晚上的睡眠补充。如果睡眠不足,必然破坏体内新陈代谢的节律,使身体消耗得不到补充,而且使得激素合成不足(内分泌激素的25%～35%是在睡眠时产生的),造成身体的内环境失调。长期下去,必定会影响健康。

从心理医学角度看,睡眠不足可造成人的心理疲乏感,致使情绪发生不良改变和行为异常,可引起焦虑、忧郁、急躁等情绪反应。也会直接产生生理上的损害,造成食欲不振、消化不良、免疫功能下降,易引发或加重失眠症、神经官能症、溃疡病、高血压病、糖尿病、脑血管病等。

夜生活过度、长期晚睡晚起的人,即使每天睡够了8小时,甚至睡更长时间,也难以弥补其夜间睡眠不足给身体造成的损害。

最好在晚上11点前入睡。11点至凌晨1点一般被称为"美容时间"。因为11点起经脉循环到肝胆部位,肝胆不健康会出现皮肤粗糙、暗淡偏黄、易生暗疮的现象,肝脏得不到好的休息,黑斑、黑眼圈、眼袋等现象将尤其明显。因此最好在11点前进入睡眠状态,以达到充分养肝美容之功效。

> **细节提醒**
>
> **身体器官的工作时间**
>
> 晚上9点～11点为免疫系统（淋巴）排毒时间，此段时间应安静或听音乐。
>
> 晚间11点～凌晨1点，肝的排毒，需在熟睡中进行。
>
> 凌晨1点～3点，胆的排毒，需在熟睡中进行。
>
> 凌晨3点～5点，肺的排毒。
>
> 早上5点～7点，大肠的排毒，应上厕所排便。
>
> 早上7点～9点，小肠大量吸收营养的时段，应吃早餐。疗病者最好早吃，在6点半前；养生者在7点半前；不吃早餐者应改变习惯，即使拖到9点～10点吃都比不吃好。
>
> 半夜至凌晨4点为脊椎造血时段，必须熟睡，不宜熬夜。

熬夜后要科学补觉

熬夜打乱了人体自然的生物钟，睡不够，身体抵抗力自然减弱，伤风感冒、喉咙发炎也就跟着来了，最佳的解救方法当然是补充睡眠。

在手头重要的工作做完时，就不要再工作下去了，应该争取时间早睡。身体不好的更要注意休息，事先把不可不做的工作列出来，剩下的工作能放就放，不要因小失大。一些白天上班较忙的慢性病患者，更是绝对不可连续熬夜工作，以免诱发或加重病情。

熬夜时，大脑需氧量会增大，应该让室内保持空气通畅，并有一定湿度，可以不时做个深呼吸。熬夜后，应及时补觉，补足睡眠后方能使体力、精力恢复正常。也不可睡得过多，多睡并无益处。如果继续上班，中午一定要小睡一下，专家认为，午休半小时可抵晚间睡眠1小时。睡醒后，如果觉得头部发紧，可以做个头部按摩：用两手的指尖从前至后、从上至下轻叩头部40次，这样能促使头部血液畅通，有利于紧张的头脑松弛下来。打羽毛球等适当的户外体育锻炼也会有所帮助。

只有在熬夜后科学补充睡眠，才能保证充足的体力和精力，使生物钟调节回正常状态，将熬夜对身体的伤害减到最低，使健康不受到威胁。

> **细节提醒**
>
> 对爱美的人来说，熬夜时的皮肤护理很重要。一般而言，皮肤从晚上 10～11 点之间进入保养状态，在这段时间里，最好彻底清洁皮肤并涂抹乳液，这样，即使皮肤不能正常入眠，也能得到养分与水分的补充；化妆者在熬夜后切不可倒头大睡，一定要彻底做一次面部清洁，让皮肤透透气，否则满脸的痘痘可能会在醒后"惊"现。

重视失眠科学治疗

失眠虽不是致死性疾病，但久而久之却可以与许多疾病互为因果，或伴生许多不适症状及精神表现。如：头晕头痛、体倦乏力、不思饮食、耳鸣耳聋、急躁易怒、注意力不集中、记忆力减退、工作学习效率下降，严重的会使人失去工作和学习能力。

失眠的人，精神萎靡不振、烦躁不安，严重的还会引发溃疡病、高血压、冠心病、免疫力下降。长期失眠，会出现"睡眠赤字"、"健康透支"，甚至缩短生命。所以，民间有"经常失眠，少活十年"的俗语。

对失眠问题一定要引起足够的重视。很多失眠的症状可能是暂时的，只要找到失眠的原因，科学治疗，就能够恢复原本的睡眠品质。但是习惯性失眠却很难一时治好。这种失眠没有特定原因，与人的性格有很大关系。

治疗失眠，建议从以下几个方面考虑。

稳定情绪、调整心态。无论是积极还是消极的情绪，都要学会掌握和控制，不要过于兴奋和忧虑，要保持松弛状态。睡前不要回忆一天所做过的沮丧和兴奋的事；不要思考问题，你可以试着告诉自己——明天还有时间考虑。一定要消除精神压力，转移注意力，防止紧张。

针对病因、对症治疗。对于疾病引起的各种躯体不适，要针对疾病积极治疗。采取措施缓解疼痛、止痒、保持呼吸道畅通、减少夜尿次数等等。

合理用药、减少干扰。对于可以引起失眠的药物，要在医生指导下服用，并根据情况调整服药时间与剂量。

改善环境、培养习惯。在嘈杂喧闹的环境中，任何人都难以入睡或保持足够的睡眠时间。所以，要提高和培养自己的环境适应能力，尽可能加强隔音设施，减小或消除干扰。保持适宜的温度、湿度及稍暗的光线。规定作息时间，在每晚同一时间就寝，可以养成良好的就寝习惯，每晚以10:30之前就寝最佳。睡觉前应避免抽烟，喝酒，喝刺激性饮料，如茶、咖啡等，避免大量饮水、吃水果，以免导致尿频。

坚持锻炼、自我调整。每日坚持做适当的体育锻炼，如慢跑、做操、打拳、散步、练气功等。锻炼强度应量力而行，适可而止。长期坚持锻炼，效果就会显现出来。

细节提醒

不要长期服用安眠药来助眠

由于失眠的困扰，有的人依靠安眠药来促进睡眠，这种做法是不正确的。因为长期服用安眠药，会对药物产生依赖，如果没有安眠药就根本无法入睡。而安眠药对大脑有刺激作用，还会给肝脏造成沉重负担。

第九章

防病治病，打造强壮身体

> 冬季天气寒冷，会使许多疾病比平常更容易侵袭人体，因此这个季节更应该注重疾病的预防。只有在疾病到来之前就阻止它的侵袭，才能少受病痛的折磨。另外，我们还要有常见病急救和用药的基本常识，这对维护健康、保护生命都很有帮助。

寒冬应防旧病复发

寒冬气温低，是多种疾病的高发季节，对于一些有旧病的人，因抵抗能力降低，在此时更易复发。因此应积极进行防病工作。

防胃病。寒冬季节，人体受寒冷刺激后，胃酸分泌旺盛，胃肠发生痉挛性收缩，机体抗病力及适应性也随之降低，易引起胃病复发，甚至引起胃出血、胃穿孔等严重并发症。

防中风。这一疾病被专家称为"冬季流行病"。因为冬季气温低，人体受寒冷刺激后全身毛细血管收缩，血循环外周阻力加大，左心室和脑部负荷加重，引起血压升高，促进血栓形成，导致中风发生。中风发病急，进展快，病死率高，故在寒冬季节要切实做好中风的预防工作。

防心肌梗死。寒冬是心肌梗死的发病高峰期，这是因为人体受寒冷刺激后，血管收缩，血中纤维蛋白原增加，血液黏稠度增高，易形成血栓，从而导致心肌缺血低氧，诱发心绞痛，重者发生心肌梗死。

防气管炎。由于冬初气候突变，寒冷会降低人体呼吸道的抵抗力，如细菌、病毒入侵，或原来就存在呼吸道中的病毒、细菌就会乘机为非作歹，从而引起支气管炎复发。

防关节炎。由于关节炎患者的关节功能已经遭到破坏，在寒冬，气温骤降，会成为诱发关节炎的直接诱因。

> **细节提醒**
>
> **寒冬保健的注意事项**
>
> ◆ 护好脚。俗话说："寒从脚起。"由于冬天地面温度低，加之双脚离心脏远，供血困难，因而容易受凉，稍有疏忽，就会导致感冒，脚上冻疮。所以要特别注意脚部保暖，同时，还要常用热水洗脚，多在温水中泡一泡，这样对脚部活血舒筋大有好处。
>
> ◆ 不憋尿。冬季汗水少而尿多，有些人夜间怕冷，不愿起床，采取憋尿的方法睡觉。殊不知，常憋尿会使膀胱内括约肌处于紧张状态，内压升高，造成排尿困难，容易引发膀胱炎、尿路感染等疾病，严重的还会影响肾脏功能。
>
> ◆ 多喝水。冬季要多喝水，清晨饮水对身体健康有益。由于冬天室内比较温暖，血液有一定的收缩，使心脏负担加重。清晨最好是饮用凉开水，以增加血溶量，促进血液循环，降低心血管病的发病率。

提前预防慢性咽炎

慢性咽炎为易诊、难治、多见之病，它是咽部黏膜、黏膜下及淋巴组织的弥漫性炎症。患者咽部常出现干燥、痒、痛及痰或异物感、阻塞感等症状，且往往经久不愈。

慢性咽炎难治的原因，一是慢性咽炎多由某些疾病发展而来，如感冒引起急性咽炎，反复发作，迁延不愈可转为慢性咽炎；咽部邻近组织的炎症蔓延而致，如慢性鼻窦炎、过敏性鼻炎、龋齿等。二是由不良生活习惯造成。嗜好烟酒、喜食煎炸辛辣食物，经常熬夜、失眠、夜生活频繁者易患。三是用声过度。

长期用声过度造成咽部干燥，声带喉肌受损易发慢性咽炎。四是生活、工作环境空气不佳。如空气干燥、粉尘污染、化学气体刺激等均可导致本病。

治疗慢性咽炎，首先是要避免以上诱发慢性咽炎的情况，饮食宜清淡，多食水果、新鲜蔬菜及含碘高的食品，如海带、紫菜、淡菜等，少食煎炸、辛辣的食物，多饮汤水；应戒烟酒。此外，还应配合药物治疗，如常用盐水漱口，经常含服西瓜霜、四季润喉片等含化片，局部可涂擦碘甘油。对咽喉壁淋巴滤泡增生严重者，还可采用烧灼、冷冻、激光、咽喉壁药物注射等方法治疗。

细节提醒

6大要点预防咽炎

1. 在急性期应及时选用抗病毒、抗菌药物治疗，勿使急性咽喉炎转为慢性，在慢性期抗菌药物一般是不需要的，不要听到"炎"字就一定要用抗生素。

2. 及时治疗鼻、口腔、下呼吸道疾病，包括病牙。

3. 勿饮烈性酒和吸烟，饮食时避免辛辣、酸等强刺激调味品。

4. 改善工作、生活环境，结合设备的改造，减少粉尘、有害气体对身体的刺激。

5. 生活起居有常，劳逸结合，及时治疗各种慢性疾病，坚持每天通便，清晨用淡盐水漱口或少量饮用淡盐水（高血压、肾病患者勿饮盐水）。

6. 适当控制用声，用声不当、用声过度、长期持续演讲和演唱对咽喉炎治疗不利。

冬季要注意防流脑

流脑（流行性脑脊髓膜炎）是由脑膜炎双球菌引起的化脓性脑膜炎，任何年龄于全年任何时候都可发病，以冬春季发病较多，以14岁以下，尤其是7岁以下儿童发病率最高。脑膜炎双球菌隐藏于患者或带菌者的鼻咽分泌物中，主要通过咳嗽、打喷嚏、说话等由飞沫直接在空气中传播，进入呼吸道而引起感染。

感染流脑后初为低热、咽痛等类似感冒症状，随后体温升高，畏寒、头痛、呕吐、皮肤黏膜出现大小不一、分布不均的皮疹等。病情严重时出现剧烈头痛、频繁喷射状呕吐、怕光、狂躁、颈后疼痛、颈项强直等症状，如不及时抢救，可以在24小时内死亡，婴幼儿患病更为凶险。

流脑的预防主要有以下几点。

（1）要注意通风，在流脑的高发期，尽量避免到人多拥挤、通风不畅的公共场所去。

（2）要注意保持个人卫生，多晒太阳，饭前便后勤洗手。

（3）饮食要合理，进餐时可吃上几瓣生大蒜。

（4）避免过于劳累，注意休息和运动锻炼，提高身体抵抗力。

（5）15岁以下、没有接种过流脑疫苗的孩子，可去社区医疗接种点接种疫苗，但成人注射疫苗要谨慎。

细节提醒

不适宜接种流脑疫苗的人群

◆ 中枢神经系统感染的患者。

◆ 有高热惊厥史的人。

◆ 有严重心脏、肝脏、肾脏疾病，尤其是脏器功能不全者。

◆ 有精神系统疾病和精神病的人。

◆ 有过敏史的人，过敏史包括药物和食物的过敏，接种流脑疫苗前一定要告诉医生是否有过敏史。

◆ 发热或正处于疾病急性期的人，也不宜接种流脑疫苗，可以等康复后再补种。

雪盲症、青光眼的预防

所谓雪盲，是指"雪光性眼炎"，或"雪照性眼炎"。其形成原因是：雪光本身明亮，而当阳光普照到茫茫白雪上，其折射或反射出的光亮度则更强烈。据测定：当阳光中 280～320 纳米的中波度紫外线照射到白雪上，由其反射的光波照射到人的肉眼后，眼睛的角膜、结膜极易招致损伤，诱发奇痒、刺痛、怕光、流泪、眼睛充血、水肿，以致短暂视物模糊不清，这一系列症状及体征表现称为"雪盲症"。

预防的办法是：当你雪后去滑雪、拍照、狩猎、远足时，宜佩戴太阳镜或有色防护眼镜，以减少雪光及阳光中紫外线对眼睛的强烈刺激。此外，雪后外出前后应服用维生素 A 胶丸或鱼肝油、维生素 E、复合维生素 B 族药片；在食品的选择上可多吃些动物肝脏、猪眼、胡萝卜、西红柿、洋葱、莲子心、木耳等。

若已患有"雪盲症"，可用质量浓度 20 克／升的普鲁卡因滴眼，以缓解眼疼；用考地松眼药水点眼可消除怕光、奇痒；用质量浓度 1 克／升肾上腺素滴眼能减轻眼部充血及水肿。

冬季还要加强对青光眼的预防。

青光眼是一种致盲眼病，其致盲的人数约占盲人的 20%。因为严冬和酷暑是青光眼高发季节，尤以最冷月份发病率最高，故在严寒的冬天要注意对青光眼的预防。

（1）保持稳定的乐观情绪，避免精神紧张和过分兴奋，患者长期忧虑、惊恐、愤怒等情绪波动乃是青光眼发作的诱因。

（2）起居有常、生活有节、保证充足睡眠，不在黑暗处久留，防止瞳孔扩张，引起眼压升高。

（3）适度参加户外的文体活动，因为这样可增加眼底血管氧气的供应，减少血液中二氧化碳的堆积，避免眼压升高。

（4）禁忌长期伏案工作，防止眼部瘀血。

（5）保持大便通畅，忌食刺激性食物，多吃富有营养而易消化的食物，不喝浓茶与咖啡等使人兴奋的饮料。

细节提醒

使用电脑时怎样保护眼睛

经常使用电脑者，最好把屏幕调整到比眼睛平视低 10°～20°，这样可降低眼睑上提的机会。除了要让眼睛多休息外，还要

> 经常眨眼来湿润眼睛以防止干眼症恶化。在电脑旁放一杯热水，增加周边湿度，以减轻眼睛不适的情形。
>
> 此外，因电脑光线愈亮愈伤眼，放用电脑的环境不是愈亮愈好。

冬季积极预防流感

流感是通过空气飞沫或直接接触患者唾液、鼻腔分泌物而感染的呼吸道传染病。

流感的病原为独特的流感病毒，它的流行一般发生在冬春两季，发病没有诱因，一年中不会多次发病。它最大的特点是发病快、传染性强、发病率高，症状一般来势凶猛，患者常会有高热、打冷战、头痛、全身关节痛等严重的全身症状，严重的还会并发肺炎、心肌炎，甚至死亡。

一般预防。患者是主要的传染源，自潜伏期末即有传染性，病初2～3天传染性最强。病毒存在于患者的鼻涕、口涎、痰液，并随咳嗽、喷嚏排出体外。同时还应注意：由于部分免疫，有些人感染后可能不发病，成为易感人群的隐形传染源。因此，要勤开窗通风，尽量少去人多密集的公共场所。冬春季还可以在家中熏醋。

药物预防。将板蓝根、大青叶各50克，野菊花、金银花各30克，同放入大茶缸中，用热开水冲泡，片刻后饮用；或者将贯众、板蓝根各30克，蒲公英15克，青茶5克用开水冲泡后代茶饮。以上两方清热解毒功效良好，具有较强的抗病毒功效，可用于预防流行性感冒。

疫苗预防。目前，接种流感疫苗是预防流感最有效的一种手段。流感疫苗可分为减毒活疫苗和灭活疫苗。前者可由鼻腔喷雾吸入，引起人体呼吸道轻度感染而产生免疫力，接种对象是健康的成年人或少年儿童，禁用于老人、婴幼儿、孕妇和患有较严重慢性疾病或接受免疫抑制剂治疗的患者。灭活疫苗适用于老人、儿童等。

一般而言，老年人、体弱多病者往往因身体免疫力低而更容易患流感，因此，这部分人需优先考虑流感疫苗接种。由于流感疫苗是用鸡胚制备出来的，所以对鸡蛋过敏者不应接种。另外，发热、急性感染者、晚期癌症患者和心肺功能衰竭及严重过敏体质者也不要接种流感疫苗。

> **细节提醒**
>
> **流感患者的饮食**
>
> ◆ 多吃水果：含维生素C、维生素E及红色的食物，有增强身体抵抗力的功能。这些水果有西红柿、苹果、葡萄、枣、草莓、橘子、西瓜等等。
>
> ◆ 少油腻：这类食物有白米粥、小米粥、小豆粥、配合甜酱菜、大头菜、榨菜或豆腐乳等，以清淡、爽口为宜。而这些又是容易消化的东西，可以多吃。
>
> ◆ 补足水分：要多喝果汁，如山楂汁、猕猴桃汁、红枣汁、鲜橙汁、西瓜汁等，以促进胃液分泌，增进食欲。使我们的身体有足够的能量来抵抗流感。
>
> ◆ 少量多餐：退热后往往食欲较好，但是我们也不能立即进食太多。这时可以改为半流质饮食，如面片汤、鸡汤龙须面、小馄饨、菜泥粥、肉松粥、肝泥粥、蛋花粥等。如果发现自己饿的话，就增加进餐次数，而不应该一下子进食很多。
>
> 同时我们可以适当地辅以中药如鱼腥草、板蓝根、穿心莲、大青叶等用水煎服，会取得好的效果。

寒潮要防心肌梗死

心肌梗死的发病高峰期与冷空气活动密切相关。入秋后，出现天气特征为持续低温、阴雨和大风的时期。此时有一次明显的心肌梗死发病高峰。

当气温从17℃下降至0℃以下时，心肌梗死死亡率从4.9%上升到6.9%。寒冬季节，尤以12月份至次年2月份心肌梗死的发病率较高，特别是在连续低温、阴雨绵绵和大风天气，急性心梗发病率更是显著增高。

心肌梗死是冠心病的一种急剧而严重的临床表现。冬季发病率高，是因为寒冷的刺激，使机体的交感神经系统兴奋性增高，体内儿茶酚胺分泌增多，促使肢体血管收缩，心率加快，心脏工作负荷增大，耗氧量增多，心肌就容易缺血低氧，引起心绞痛的发生。同时，交感神经兴奋和儿茶酚胺本身可导致冠状动脉痉挛，低温又使血小板易于凝聚，血液黏稠度增大，容易形成血栓，这也是导致心肌梗死的重要原因。

另外，冬天人们活动减少，又值冬季进补季节，常常吃得多动得少，会使血脂水平升高，血黏度增大。另外，当室温降至10℃以下时，人会感到烦闷、情绪低落，这些因素也易诱发心绞痛，严重者发生心肌梗死。

鉴于寒冬时节易于诱发心肌梗死的种种不良因素，在寒潮频繁到来的冬季，患心血管疾病尤其是患有冠心病的人要特别注意天气预报，合理安排好工作和休息。要在医生的指导下坚持服药，如小剂量的阿司匹林或潘生丁（双嘧达莫）等。世界卫生组织建议：冬季室温应该不低于18℃，对于老年人和冠心病患者应再提高2℃～3℃为宜。在寒潮来临时，要及时增加帽、衣、被褥并减少外出。饮食上要适当控制食盐和脂肪的摄入量，多吃新鲜蔬菜和水果，避免过度劳累和情绪激动。40岁以上，有冠心病家族史、高血压、高血脂等易发人群，在寒冬时节更应注意防寒保暖，以免因此而酿成后患。

细节提醒

心肌梗死病人饮食护理

心肌梗死病人进食不宜过饱，最好是七分饱，食物以易消化、含较少脂肪而且产气少的食物为宜，保证必需的热量和营养，限制盐的摄入。

发病期间，饮食应以豆浆、藕粉、稀粥、菜汁等流食为主。以后随着症状的逐步改善，逐渐增加稀粥、面条、面包、饼干等食品，宜少食多餐，钠盐和水分要适度。同时病人应禁忌烟酒。家人应为病人营造良好的进餐氛围，让病人在愉悦的环境中进餐，这样不仅有利于病人的消化，还有利于病情的康复。

预防与治疗高血压

高血压是指成人收缩压大于或等于18.6千帕（140毫米汞柱）、舒张压大于或等于12.0千帕（90毫米汞柱）。诊断高血压时要非同日多次测血压，血压大于或等于18.6/12.0千帕（140/90毫米汞柱）时才可确诊。

高血压对人体危害非常大，不仅直接产生头痛、头晕、失眠、烦躁、心悸、胸闷等一系列症状，而且长期下去对心、脑、肾及其他器官的损伤也是非常严重的。许多高血压患者死于中风、心衰和肾功能衰竭。

高血压会给身体健康和生命带来很大威胁，所以一定要注意高血压的预防和保健。

避免超重和肥胖。标准体重的简单计算方法为：标准体重(kg)= 身高(cm)-105。如实际体重超出标准体重，则应注意减轻体重。

要定期体检。定期测量血压可对高血压病做到早发现、早诊断、早治疗。

合理膳食，均衡营养。一定要注意减少钠盐摄入，建议每人每日食盐量不超过6克。

减少脂肪摄入，补充适量优质蛋白质。总脂肪量＜总热量的30%，每日肉类50～100克、鱼虾50克，蛋类每周3～4个，奶类每日250克，每日食油20～25克，少吃糖类和甜食。

注意补充钾和钙，膳食中应增加含钾多、含钙高的食物，如绿叶菜、鲜奶、豆制品等。

多吃蔬菜和水果：新鲜蔬菜每日400～500克，水果100克。

戒烟限酒。高血压患者最好戒酒，因饮酒会降低降压药物的药效。建议饮酒的男性每日饮酒的酒精量少于20～30克（约40°白酒50克）女性应少于10～15克（约合40°白酒25克）。

除了控制饮食外，还应从以下两个方面注意。

适当运动。可选择步行、太极拳、健身操等活动。如活动后自我感觉良好，且保持理想体重，则表明运动量和运动方式合适。

减轻精神压力，保持平衡心理。长期的精神压力和心情抑郁是引起高血压和其他慢性病的重要原因之一。因此，高血压患者可适当参加体育锻炼、绘画等活动，多参与社交活动，可向同伴们倾诉心中的困惑，以得到同龄人的劝导和理解，保持乐观心态。

在治疗高血压时要注意以下几点。

不要乱用药。降压药有许多种，作用也不完全一样。有些降压药对这一类型高血压有效，有些降压药对另一类型高血压有效。如果服药类型不对应，降压作用不能充分发挥，有时会误以为"降压药不灵"。高血压患者的药物治疗应在专业医生指导下进行，应按病情轻重和个体差异，分级治疗。

降压不能操之过急。有些人一旦发现高血压，恨不得立刻把血压降下来，便随意加大药物剂量，这样很容易发生意外。短期内降压幅度最好不超过原血压的20%，血压降得太快或过低都会发生头晕、乏力，严重的还可导致缺血性脑中风和心肌梗死。

最好不要单一用药。除轻型或刚发病的高血压外，尽量不要单一用药，要联合用药、复方治疗。其优点是产生协同作用，减少每种药物剂量，减少副作用。

服药期间定时测量血压，及时调整服药剂量。有些患者平时不测血压，仅凭自我感觉服药。感觉无不适时少服一些，头晕不适就加大剂量。其实，自觉症状与病情轻重并不一致，血压过低也会出现头晕不适，继续服药很危险。正确的做法是，定时测量血压，及时调整剂量。

切莫间断服药。有的患者用降压药时服时停，血压一高吃几片，血压一降马上停药。这种间断服药，不仅不能使血压稳定，还可使病情恶化。

最好不要在临睡前服用降压药。临床发现，睡前服降压药易诱发脑血栓、心绞痛、心肌梗死。正确的方法是睡前2小时服药。

细节提醒

高血压患者的3个误区

1. 以症状代替测血压。许多高血压患者只相信自我感觉，如没有头重、头晕等不适症状，就不去做血压检测。其实，血压高时并不是所有人都有症状，甚至发生中风时也不一定有感觉。

2. 一旦发现血压高就凭自己的经验乱吃药，甚至随意加大药量。

3. 自以为长期吃一种药不好，自作主张更换药品。

这几种情况均易造成血压失控或血压降得太低而诱发中风等心脑血管疾病发生。

中年男性要保护好前列腺

前列腺是男性最大的附属性腺。正常成年男子前列腺的大小和形状酷似板栗，重约20克。它位于人体下腹部膀胱的下面，包绕着尿道后部，其主要功能是分泌前列腺液。

人过中年以后，前列腺不断生长增大，会逐渐压迫其包绕的尿道，将尿道压瘪，造成排尿受阻。患者初期有排尿踌躇、尿频、尿线变细、尿滴沥及排尿不尽的症状，临床上叫作前列腺增生症。后期可出现尿失禁甚至排不出尿来（尿潴留）而必须急诊导尿。更为严重的是，前列腺也会发生癌变。

因此，中年人一定要加强自我保健，护好前列腺。

饮食宜清淡。在日常饮食方面以清淡、易消化为宜，少吃或不吃高脂肪、高糖饮食，多吃豆制品、蔬菜、水果，以及花生米、杏仁等含锌食物。

养成多喝水的习惯。多喝水有利于排尿，冲洗尿路，还可防止尿液浓缩而形成结石，每天喝水不要少于2500毫升。

保持心情舒畅。情绪好坏与前列腺密切相关。平时应多些兴趣爱好，使情绪处于愉悦之中，这样有利于神经内分泌系统的正常调节，有益于前列腺的健康。

适度运动。坚持进行体育锻炼，如散步、快走、慢跑、游泳等，可增强心肺功能，促进全身血液循环及改善前列腺局部的血液循环，尤其是冬泳，对防治前列腺增生大有裨益。

性生活要适度。中年人对待性生活的正确态度是，既不纵欲亦不禁欲，各人可根据自身健康状况而定，以感到舒适为宜。

养成有尿就排的习惯。有尿意就去上厕所，不可憋尿，以免造成膀胱过度充盈。如有排尿不畅时，可热敷或按摩下腹部来帮助排尿。

学会自我按摩。睡前仰卧在床上，用手按摩肚脐（神阙穴）部位。每天坚持按摩，可促使膀胱排空，减少残余尿量。

定期检查。过50岁以后，每半年或一年都应进行肾功能检查和直肠指检，有助于早期发现前列腺增生，以便采取治疗措施。

慎用药物。某些药物，如阿托品、颠茄片、麻黄碱片、异丙基肾上腺素等，可加重排尿困难，剂量过大时还可引起急性尿潴留。近年来又发现钙阻滞剂和异搏定会减弱括约肌的收缩力，使排尿困难。

> **细节提醒**
>
> 研究发现，与纤维摄入量少的受试者相比，纤维摄入量高的受试者患前列腺癌的危险较前者要低18%。研究数据显示，可溶解纤维对预防前列腺癌有作用。因此，建议男性多吃一些蔬菜，不但能预防男性常见疾病前列腺癌，同时也对健康有益。

积极预防颈椎病

现在的颈椎病发病率呈上升趋势，大约在10个人中至少有1个人是颈椎病患者。

颈椎病常见的症状有头痛、头晕、视力减退、胸闷、心慌、耳鸣、恶心、颈部发僵、疼痛、活动受限、肩背部沉重发硬、上肢无力、手指麻木、皮肤感觉减退、下肢发硬、走路不灵活或发飘似走在棉花上，严重者可出现大小便功能障碍，甚至双下肢瘫痪。

颈椎病是一种后天性的疾病，应该以预防为主。下面介绍预防颈椎病的"七办法"。

（1）有研究表明，长期压抑感情，遇事不外露，多愁善感的人易患神经衰弱，神经衰弱会影响骨关节及肌肉休息，长此以往，颈肩部容易疼痛。所以，要经常保持乐观向上的好心态。

（2）日常生活中应注意保持头颈正确的姿势，不要偏头耸肩，看书、操作电脑时要正面注视，保持脊笔直。睡觉时要选择合适的枕头，不宜过高或过低，一般枕头以10厘米的高度为宜。不要躺着看书、看电视。

（3）尽可能少坐多动，能走路的不要骑车，能骑车的不要坐车。特别是有车族和久坐的上班族，每天要抽出一定的时间进行锻炼，尤其注意加强颈肩部肌肉的锻炼。可做一做头及椎上肢的前屈、后伸及旋转运动，既可缓解疲劳，又能使肌肉发达，韧度增强，有利于颈椎的稳定性，增强颈肩顺应颈部突然变化的能力。爬山、游泳，对预防颈椎病效果较好。

（4）长期低头伏案工作者，要注意动静结合，每工作1小时左右就要站起来做做工间操，活动活动四肢、颈椎，消除颈部肌肉、韧带的疲劳，防止劳损。

（5）平时要注意保暖，不要让电风扇和空调直接吹人。乘车或运动时注意保护颈部，避免急拐弯、急刹车或突然转颈。

（6）要防止酗酒。酒精会影响钙质在骨上沉积，使人们易患骨质疏松症、骨质软化症，加速颈椎退行性病变。

（7）中医认为胡桃、山萸肉、生地、黑芝麻等具有补肾髓功能，可在医生指导下合理地少量服用，以起到强壮筋骨，推迟肾与关节退变的作用。

细节提醒

颈椎病诊治的5大误区

◆ 不恰当地反复牵引。不恰当的反复牵引可导致颈椎附着的韧带松弛，加快退行性病变，降低颈椎的稳定性。

◆ 盲目按摩。在做按摩复位治疗前必须要排除椎管狭窄、严重的椎间盘突出、颈椎不稳定等因素。脊髓型颈椎病绝对禁止重力按摩和复位。

◆ 在治疗过程中不注意颈椎生理弯曲的恢复。

◆ 过于夸大非手术治疗的效果。非手术治疗应在现代影像技术等诊断的基础上进行，并不排斥药物等其他方法的综合应用。

◆ 轻视颈椎病的预防。

急性心肌梗死急救

急性心肌梗死是由于冠状动脉粥样硬化、血栓形成或冠状动脉持续痉挛，导致冠状动脉或分支闭塞，导致心肌因持久缺血低氧而发生坏死。

当急性心肌梗死发生时，患者自觉胸骨下或心前区剧烈而持久的疼痛，同时伴有面色苍白、心慌、气促和出冷汗等症状，有些患者无剧烈胸痛感觉，或由于心肌下壁缺血表现为突发性上腹部剧烈疼痛，但其他症状会表现更加严重，休息和服用速效扩血管药物不能缓解疼痛。若身边无救助者，患者本人应立即呼救，拨打120急救电话或附近医院电话。在救援人员到来之前，可深呼吸然后用力咳嗽，其所产生胸压和震动，与心肺复苏中的胸外心脏按压效果相同，此时用力咳嗽可为后续治疗赢得时间，是有效的自救方法。

医学统计资料表明，在心肌梗死发生的最初几小时是最危险的时期，大约有2/3的患者在未就医之前死亡。而此时慌乱搬动病人、背负或搀扶病人勉强行走去医院，都会加重心脏负担使心肌梗死的范围扩大，甚至导致病人死亡。

因此，急救时患者保持镇定的情绪十分重要，家人或救助者更不要惊慌，应就地抢救，让病人慢慢躺下休息，尽量减少其不必要的体位变动。并立即给予10毫克安定口服，同时呼叫救护车或医生前来抢救。

在等待期间，如病人出现面色苍白、手足湿冷、心跳加快等情况，多表示已发生休克，此时可使病人平卧，足部稍垫高，去掉枕头以改善大脑缺血状况。如病人已昏迷、心脏突然停止跳动，家人不可将其抱起晃动呼叫，而应立即采用拳击心前区使之复跳的急救措施。若无效，则立即对病人进行胸外心脏按压和口对口人工呼吸，直至医生到来。

服中药时记得忌口

在民间有"吃药不忌嘴，跑断医生腿"、"吃药不忌口，医生跟着走"等说法。

"忌嘴"、"忌口"是祖国医学中比较常见的词语，不少中医文献中都有忌口的记载，在民间广为流传。比如治痢疾时忌食油腻物，治疗胃病忌辛辣食物，治疗感冒就应以清淡饮食为主，肝癌患者忌食油炸食品和酒等。

辨证施食即饮食疗法，即根据病人的病情、病性决定忌口。病人对食物的选择，要根据食物本身的四气五味和归经，结合疾病情况及气候、地理环境、生活习惯诸多因素实行辨证施食。

中医也根据"寒者热之、热者寒之"的治疗原则选择食物或忌口。病人症候属寒者，就要禁忌寒性食物，如鸭、芦笋、藕、西瓜、梨、绿豆等；病人症候属热性者，需禁忌热性食物，如羊肉、狗肉、虾、黄鳝、葱、姜、大蒜、辣椒、橘子、荔枝等；平素脾肾阳虚容易腹泻者，应忌食生冷油腻不易消化的食物；肺胃阴虚，口干舌红者，切忌食辛热香燥食物等。

服药后之所以要忌口，是因为一些食物会增强某些药物的药性或降低某些药物的功效。但是，现实生活中人们往往把中医的忌口与民间忌食混同起来，这是对中医忌口的误解。

专家指出，吃中药忌口是必要的，但要针对具体情况，讲究科学。以肿瘤病人为例：肿瘤会消耗体内大量营养，病人如果不及时补充营养，就会出现不同程度的营养障碍，这对病人的治疗效果影响很大。合理的营养与饮食是机体生长发育、修复组织损伤、产生机体抵抗力、维持正常生理功能的基础是病人康复的必要条件。

细节提醒

服药的注意事项

◆ 药名的"一字之差"：如"地巴唑"是降压药，"他巴唑"是抗甲亢药；"可拉明"是中枢兴奋药，"阿拉明"是抗休克药。

◆ 清楚区分中西药的不同：用药前看清说明书的适应证，西药为"药理作用、适应证"，而中药多为"功能与主治"。

◆ 仔细分辨说明书上的用语：如"慎用"指可以使用，但需注意不良反应；"忌用"指不宜使用，应尽量避免；"禁用"指禁止使用，如青霉素皮试为阳性，则绝对禁用此药。

◆ 注意用法、用量：不要混淆每次两片与两毫克的区别，如有人将"20毫克／日"误服"20片／日"而中毒死亡。

◆ 仔细阅读说明书，看不明白的要及时咨询医生。

乱吃感冒药有隐患

冬季是感冒的多发季节。普通感冒，俗称"伤风"，以鼻咽部炎症为主要症状。大约有150种以上的病毒可以引起感冒，所以我们一生中才会不断地感冒。一般来说，小孩平均每年感冒约5～8次，成年人每年患感冒约2～5次。许多人得了感冒后，常常不去医院就诊，而是自己服用一些解热镇痛药、抗生素或中药来治疗。虽然有时可以使病程缩短，但也会带来一些问题，尤其是抗生素的使用。

由于70%～80%的感冒是病毒引起的，仅有小部分可能会混合细菌感染，而且，一般都发生在得病的几天以后，因此，绝大多数情况下即使不使用抗生素，感冒也能痊愈。事实上，现在已经有很多人感觉到，感冒后服了很多抗生素，效果并不明显，其主要原因就是由于感冒大多数为病毒所引起，抗生素并没有治疗作用。更令人担忧的是由于不该用抗生素而随意滥用，其结果是不但没有治疗效果，还导致了大量耐药菌株的出现。而且，滥用抗生素还会造成体内正常菌群失调，使一些非致病菌成为致病菌，从而使病情加重。

那么，得了感冒，到底该如何治疗呢？通常以对症治疗为主。还可以服用大剂量的维生素C。这是因为大剂量的维生素C（500～1000毫克）能有效帮助合成抗体，激活白细胞，全面增强人体的抵抗力。

由此可见，患了感冒，特别是症状不严重时，不要随便服用抗生素。即使需要服用此类药物，也应在医师指导的情况下，按疗程服药。

细节提醒

常用感冒药及适应证

◆ 参苏理肺丸。用于虚证的风寒感冒，适应证为发冷重、发热轻、鼻塞流涕、咳嗽、痰稀、头痛、无汗、胸闷胸胀、周身乏力等。

◆ 感冒清热冲剂。用于发热较重的风寒感冒，适应证为怕热发冷、周身酸痛、鼻流清涕、口苦咽干等。

◆ 银翘解毒丸。适应证以发热为主、微怕风寒、有汗或汗出不畅、头痛鼻塞、咽喉肿痛、咳嗽痰稠、舌苔薄黄等。

◆ 藿香正气丸。用于夏天暑湿感冒，适应证为发热、流涕、疲倦头晕、不思饮食、恶心、呕吐、腹泻等。

第十章

合理饮食，吃出健康人生

> 俗话说："民以食为天，食以安为先。"人们都知道吃好的重要性，却常常忽视了安全和健康。只有掌握合理饮食秘诀，才能吃出健康的人生。
>
> 此外，节日里切勿暴饮暴食，破坏了平时的生活习惯。节假日既要吃好更要吃出健康。

适量吃鲜姜好处多

姜味辛、气微温、气味轻、无毒，四季不缺，是饭桌上不可缺少的作料之一。

由于生姜辣味特殊，不少人望而却步，殊不知生姜有很好的保健作用。

生姜所含的乙酰水杨酸（阿司匹林）对降血脂、降血压、预防心肌梗死有特殊作用；姜所含的姜酚具有较强的利胆作用，可防治胆囊炎、胆石症；姜还可以调节前列腺功能，在控制前列腺素血液黏度等方面具有重要作用。

最新医学研究还显示，经常食用生姜能够除去"体锈"。老年人的体表尤其是脸部的褐斑，俗称"老年斑"，这是体内自由基作用于皮肤引起的"锈斑"。体内自由基作用于各脏器形成类似的体锈，如果自由基过度活跃，可致人早衰。

营养学家研究发现，生姜所含的姜辣素和挥发油能够刺激神经系统，激发人的灵感。姜辣素和挥发油能够稀释血液，血液因而流动更加畅通，给大脑提供更多氧气。有助于使人思路开阔，提高创造力。

此外，中医认为姜有暖胃的功效，胃寒的人亦不妨吃些姜。

虽说生姜对人体有益，但是不可多食，因为生姜辛辣，凡阴虚内热、热病、疮疡、痔疾者忌之。实际上，即使无内热之人，如果过量久食，也会蕴热生病。

细节提醒

吃姜时应该注意的几个问题

◆ 不要去皮。有些人吃姜喜欢削皮，这样做不能发挥姜的整体功效。

◆ 凡属阴虚火旺、目赤内热者，或患有痈肿疮疖、肺炎、肺脓肿、肺结核、胃溃疡、胆囊炎、肾盂肾炎、糖尿病、痔疮者，都不宜长期食用生姜。

◆ 从治病的角度看，生姜红糖水只适用于风寒感冒或淋雨后有胃寒、发热的患者，不能用于暑热感冒或风热感冒患者，也不能用于治疗中暑。服用鲜姜汁可治因受寒引起的呕吐，对其他类型的呕吐则不宜使用。

◆ 不要吃烂了的生姜。腐烂的生姜会产生一种毒性很强的物质，它可使肝细胞变性、坏死，从而诱发肝癌、食管癌等。那种"烂姜不烂味"的说法是错误的。

◆ 吃生姜并非多多益善，应该适量。

冬季喝汤有益健康

冬天一到，一些家庭认为，天冷人不出汗，热量散发少，因此吃饭就不用喝汤。其实，这是一个错误的认识。汤不仅夏天要喝，冬天也要多喝。冬季喝汤不仅利于消化吸收，更能养生健身。

冬天是进补养生的最佳时节，同时气候寒冷，人易患感冒，多喝汤是防治感冒的有效方法。鸡汤、骨头汤、鱼汤、菜汤可使人体得到充足的补充，有增强人体抵抗力和净化血液的作用，能及时清除呼吸道的病毒，有效地抵御感冒发生。此外，将芝麻、猪排、海带、生姜放在一起烧汤喝，能起到清火、解毒、润肤、健肌的作用，并能增强体力。

冬天需要多补充一些营养，于是不少人喜欢喝带有补品的汤，这其实是不科学的做法。

正常人体内的各种营养是保持平衡的，其相互间的比例也是一定的，无论哪一种营养过多或过少，都会导致营养失衡，进而影响身体健康。所以，就一般健康的人来说，绝对没有必要人为地去打破这个平衡，为了所谓的更健康而进食带有大补性质的汤类。另外，青少年和婴幼儿一般情况下也不要喝滋补类的汤，那样对身体弊大于利。但是，一旦受了创伤或生病之后，为了使体内的各种营养在短暂的失衡之后恢复平衡，则应该喝一些补汤，如骨头汤、老母鸡汤或者是参汤等。

冬季天冷，吃饭时喝一碗热平平的素菜汤或鸡、鱼、骨头汤，既有营养，又是一种享受。但是，炖汤时应注意不要破坏汤的营养，更不能因此影响健康。

首先，要注意汤的凉热。大家都知道太冷的汤不宜喝，所以有的人喜欢喝很热的汤，其实这也是不科学的：太烫的汤和热饭一样，容易烫伤食管，也很容易致癌。其次，炖汤要掌握好火候。有的人总认为汤炖的时间越长越好，炖得越浓越好，其实不是这样的。一般说来，鱼汤、骨头汤烧到发白就可以停火食用了，如果再继续炖的话，就会破坏其营养，也就是我们平常所说的过火了。所谓汤炖的时间越长越浓，是汤中的水分蒸发了的缘故。再次，吃剩的汤不能反复热。

细节提醒

饭前先喝汤，胜过良药方。从口腔、咽喉、食管到胃，犹如一条通道，是食物必经之路。吃饭前先喝几口汤，等于给这段消化道加了"润滑剂"，使食物能顺利下咽，可有效防止干硬食物刺激消化道黏膜。

> 营养学家认为，养成饭前喝汤的习惯，可以减少食管炎、胃炎的发生，那些常喝各种汤、牛奶和豆浆的人，消化道也最易保持健康状态。
>
> 饭前喝汤有益健康，并不是说喝得越多越好。一般中晚餐前以喝半碗汤为宜，而早餐前可适当多些，这是因为一夜睡眠后，人体水分损失较多，需要补充水分。

冬季吃火锅有讲究

冬天是吃火锅的旺季，火锅有好多种，如鱼头锅、海鲜锅、牛肉锅、羊肉锅、麻辣锅、石头火锅、家常火锅等，应有尽有。

很多人都喜欢吃火锅，但在吃火锅时一定要注意以下几个问题。

肉片要讲究。肉片越新鲜越好，如果储存时间过长，其营养成分就会大量损失。新鲜肉片要切薄，若肉片厚，涮时不易杀死寄生虫虫卵，涮的时间过长还会引起营养的损失。薄肉片在沸腾的锅中烫1分钟左右，肉的颜色由鲜红色变为灰白，才可以吃。

忌在铜火锅停用一段时间后立即使用。铜火锅停用一段时间后，再次使用火锅前一定要用布浸蘸食醋，再加点盐擦拭，把铜锈彻底刷洗干净再用。

忌生食。有些人吃火锅为了鲜嫩，不等肉菜煮熟就下肚，这样很不卫生。应该将生肉、生鱼或海鲜先煮再放蔬菜，待熟后再吃，以便充分杀死食物中所带的细菌或寄生虫卵。但也不宜将蔬菜煮得时间过长，以免破坏蔬菜中的营养。

忌烫食。刚从火锅中取出鲜烫的食物，不宜马上送入口中，应放在碗内稍凉一下再吃，以免烫伤食管黏膜，造成溃疡或口腔膜起泡。

忌过辣。有些人吃火锅时辣椒、蒜、葱等调料放得太多，对胃黏膜造成一定的损害。特别是患有肺结核、痔疮、胃炎及十二指肠溃疡的人，更应少吃。

忌把吃剩的菜和汤放在火锅中过夜。过夜的残菜和汤同样会含有过多的铜氧化物，吃后容易引起中毒，轻者头晕、恶心，重者造成心、肝、肾损害。

另外，吃火锅时还要注意：羊肉不能和醋共食，因为羊肉火热，功能益气补虚；醋中含蛋白质、糖、维生素、醋酸及多种有机酸，其性酸温，消肿活血，应与寒性食物配合，与羊肉不宜。喝白酒时不宜吃牛肉，因为牛肉属于甘温，补气助火；白酒属大温之品，与牛肉相配则如火上浇油，容易引起牙龈发炎。

此外，吃火锅时还应注意肉类与蔬菜类的均衡，餐后最好吃些水果；火锅汤中的钠离子、钾离子较多，有肾脏病、高血压的人不宜吃火锅。

细节提醒

火锅料如鱼丸、虾丸等各种丸子，含有高量的油脂，患糖尿病、高血压、高血脂的病人要少吃。

火锅汤中含有大量嘌呤，痛风的病人不要吃。

调味料如辣椒酱，对于肠胃刺激大，有胃肠疾病的人应尽可能使用麻油等较清淡的调料。

严格控制盐分摄入

盐摄入过多会影响人的身体健康。

盐分吃得过多损伤胃。不管我们吃的是什么食物，胃只是被动地承受，将食物消化后输入小肠中，然后人体才能吸收营养。胃靠什么来保护自己？一层黏液。在胃黏膜的表面有一层黏液，是一层重要的保护膜，而且其中还含有许多对于消化食物来说至关重要的消化酶。但是这层黏膜最怕的就是盐。盐分摄入过多会损害胃黏膜，最终不利人体的健康。

有肾病的人也应该少吃盐，这是因为肾病患者有水肿，过多地摄入盐分不利于水肿的消退。同理，肝硬化、肝腹水、心力衰竭等患者都应该忌盐。

此外，高血压的病人应该尽量少吃盐。如果吃得太咸，血液中的盐分多，血管周围组织里的水分便可能被吸入血管中，血液的总量增加，不但增加了心脏的负担,还会使血压居高不下。长期高血压必定会使心脏、肾脏与脑受到损害。我国一些高盐摄入的地区其高血压及脑出血的发病率也高,就是这个原因。

细节提醒

盐不能不吃,但吃多了又影响健康,如何是好?每人每天应该吃多少盐呢?营养学家建议每人、每天食盐的限量为5克,不过,每天5克的建议是按盐中的钠含量来计算的,而我们吃的酱油、咸菜之中都含有钠。所以,尽量吃得淡些是没有坏处的。

冬季进补宜吃香菇

冬天天气寒冷,人们需要多补充一些营养,以对抗寒冷的侵袭和提高身体的抗病能力,而香菇则是冬季进补必不可少的食品。

香菇又名香蕈,是冬令的滋补佳品。香菇性味甘平,中医书中多有记载。《本草求真》中说:"香蕈味甘性平,大能益胃助食,及理小便不禁。"《日用本草》中说:"益气,不饥,治风破血。"香菇具有益气补虚,健脾胃、去痘疹的功效,适用于久病体虚、食欲不振、排尿频数、高血压、糖尿病、贫血、肿瘤、动脉硬化等病症。

香菇含有多种维生素和矿物质、50多种酶及游离氨基酸、胆碱、麦角甾醇及香菇多糖,有抑制体内合成胆固醇,促进胆固醇分解和排出,防止血脂升高的功效。香菇每100克干品中含有蛋白质20克,膳食纤维31.6克,糖类30.9克,胡萝卜素20克微克,以及亚油酸、海藻糖、腺嘌呤、各种维生素及微量元素。

近年证实香菇中含有干扰素诱生物,可以诱导体内产生干扰素,具有预防感冒的作用。香菇中含有的麦角固醇,可以在人体内转化成维生素D,预防小儿佝偻病。香菇中的多糖物质具有抗癌作用。此外,香菇中还含有一种核酸类物质,能抑制血清及肝脏中的胆固醇升高,阻止血管硬化及降低血压,是高血压、动脉硬化及糖尿病患者的食疗佳品。

> **细节提醒**
>
> 选购香菇时应注意选择质量好的香菇，否则不但不能享受香菇带来的好处，还会对健康不利。
>
> 优质的香菇肉厚，菌盖边缘向内卷成"铜锣形"，菌盖面无皱褶，有明显裂纹或花斑，菌褶呈米黄色或艉白色，菌柄不超过菌盖直径的一半。一般情况下，香菇应有其独特的清香，无腐烂、发霉味道。

多吃新鲜蔬菜水果

蔬菜和水果品种很多，所含的营养成分也各不相同。但它们通常都含有大量的维生素和无机盐，例如钾、钠、钙、镁、铁等。有的还含有大量的糖分、蛋白质及脂肪，纤维素的含量一般也都很高。这些都是人体十分需要的营养素，所以每天应该吃一定量的蔬菜和水果。

蔬菜水果最好吃新鲜的，不新鲜的蔬菜中多含亚硝酸盐，这种亚硝酸盐遇到胺、蛋白质分解后的产物，就会形成亚硝胺，这个形成的过程甚至能在人体内完成。现已证实亚硝胺一类的化学物质是致癌物质，是引起食管癌和胃癌的重要因素。食管癌在太行山区发病率甚高，研究发现与当地居民进食过多的咸菜有关。太行山区缺水，蔬菜不易生长，每年产量很少，农民只好把它制成咸菜，产一季吃一年。

蔬菜在国外大多生食，可在我国则多需在加热烹调后食用。加热烹调有消毒杀菌的作用，从食品卫生的角度看是很好的。但在加热烹调的过程中也会损失一些维生素，特别是维生素 C 在加热后多被破坏。所以还得提倡吃些水果，因为水果无须加热烹调，原汁原味，营养不会受损。水果大多都含有黄酮、果胶等成分，还有一定的抗癌作用。

蔬菜与水果品种繁多，营养成分各不相同，提倡杂食，有人认为每天应吃 7 种以上的蔬菜与水果。营养专家建议，每天每人蔬菜加水果应不少于 500 克。

> **细节提醒**
>
> 常见水果的属性如下：葡萄、菠萝、木瓜、苹果、椰肉属平性水果；香瓜、西瓜、水梨、香蕉、猕猴桃、椰汁、杧果属寒凉性水果；荔枝、龙眼、番石榴、樱桃、榴梿属温热性水果。虚寒体质的人，最好少吃西瓜、香瓜等寒凉性的水果；热体质的人，最好少吃荔枝、龙眼等温热性的水果；过敏体质的人，最好少吃杧果，因为杧果皮有组织胺成分，容易引起过敏。
>
> 另外，地形和气候也会影响生理与饮食。天气酷热，为了达到身体阴阳调和，最好选择吃些寒、凉性的水果；而天气寒冷就应该吃些温热性水果。

适当喝牛奶保健康

牛奶含蛋白质和钙极为丰富，它不仅是营养丰富，易被人体吸收的健康饮品，更是一种天然的家庭治病良药，其功效有以下几种。

降低血压和胆固醇，预防心血管疾病。 每克牛奶中钙的最高含量为1.2毫克，高钙饮食有良好的降压作用，这是因为钙所引起的钠利尿作用。国外研究证实，喝牛奶后，尿钠排泄量显著增加，血压明显下降。牛奶中还含有乳清酸和耐热的低分子化合物，它们均具有抑制人体肝脏合成胆固醇的功能。

保护胃黏膜，治疗消化性溃疡，预防胃癌。 牛奶既可提供营养，又能中和胃酸，其中磷脂还能在胃黏膜表面形成很薄的保护层，抵抗外来侵袭物对黏膜的损伤，防止胃酸对溃疡面的刺激，促进溃疡面的愈合，有利于受损组织的修复。牛奶中的钙能破坏大肠中的致癌物质，使其分解并排出体外，减少胃癌发生的可能性，尤其牛奶中的维生素D在这一过程中起着重要作用。

提高智力，预防佝偻病。 牛奶中的乳糖被人体吸收后，可转化为葡萄糖和半乳糖。半乳糖是极易被人体吸收的单糖，它能促进黏多糖和脑苷的生成，改善大脑功能，提高思维能力，尤其对幼儿智力的发育更为重要。乳糖还能促进肠道内乳糖菌的生长与繁殖，有利于婴儿对钙及其他矿物质的吸收，可有效地预防佝偻病。

滋润皮肤，延缓老化，有明显的健肤美容作用。 牛奶营养丰富，含有高级的脂肪、各种蛋白质、维生素、矿物质，特别是含有较多的B族维生素，它们对肌肤有美白、镇静、排毒的效果。

催眠作用。 牛奶中的色氨酸为人体必需的8种氨基酸之一，有抑制兴奋、促进睡眠的作用。牛奶还能促进胰岛素分泌，增加进入大脑色氨酸的量，使人产生睡意。因此睡前喝一杯牛奶，可很快进入睡眠状态，并可使人睡得香甜、踏实，尤其适合中老年人饮用。

牛奶营养如此丰富，长期饮用牛奶对人的身体很有好处。中年男士常喝牛奶，更可预防中风发生。

专家们曾对数千名40～60岁的中年男士做了调查，发现不喝牛奶的男士与每天至少喝两杯牛奶的男士相比，中风发生率要高出1倍之多（前者8%，后者为4%）。这是因为牛奶中含有丰富的钙有助于降低血压，而高血压是导致中风的重要原因。

国外医学专家对3 000多名男子进行长达22年的研究表明，常饮牛奶者不但精力充沛、少患肥胖症、高血压、骨质疏松症，且患栓塞、中风的可能性也远低于不饮牛奶者。

细节提醒

男士饮用牛奶不能过多

研究发现牛奶摄入量与前列腺癌发病率显著相关，其原因可能是某些牛奶中雌激素含量较高。

所以，虽然牛奶是健康饮品，但也要适度饮用。男性别把牛奶当成饮料喝，另外，要特别注意营养均衡，不妨每天多吃点西红柿。

健康地使用调味品

小小的调味品中也隐藏着养生之道,但这常被大多数人忽视。

咸味是绝大多数复合味的基础味,有"百味之王"之说。不仅一般菜品离不开咸味,就是糖醋味、酸辣味等也要加入适量的咸味,才能使其滋味浓郁、适口。食盐能增鲜味、解腻、杀菌防腐。盐的主要成分是氯化钠,人每天都必须摄入一定的盐来保持新陈代谢,调整体液和细胞之间的酸碱平衡,促进人体生长发育。可是每天不易摄盐过多,应以少于6克为宜。

甜味古称甘。其可使食品甘美可口,还可去苦、去腥等,并有一定的解腻作用。食糖具有使菜肴甜美、提高营养、使成品表面光滑、加热后呈金黄或棕黄色等作用。砂糖水还可以刺激肠胃,帮助消化。但是过量摄入糖会导致龋齿,并引发肥胖、糖尿病、动脉硬化症、心肌梗死,甚至对乳腺癌等癌症也有促进作用。糖尿病人、肝炎病人要尽量少摄取。

醋在烹饪中应用广泛,但一般不宜单独使用。醋能去鱼腥,解油腻,提味增鲜,开胃爽口,增强食欲,同时还有收敛、固涩的效用,可助肠胃消化。但是醋不宜大量饮用,尤其是胃溃疡的患者,更要避免喝醋,以免对身体造成伤害。吃羊肉时也不宜食醋,否则会削弱两者的食疗效果,并可产生对人体有害的物质。

花椒、胡椒、茴香等辛香调料具有去腥味、去异味、增香味的作用,有助于增强食欲。有的还能防治肠胃病,促进睡眠等。但它们大多为热性调料,肝火偏旺或阴虚体热的人,不宜多食。另外,夏天也不宜食用。

鲜味是饮食中努力追求的一种美味,能使人产生舒服愉快的感觉。人们常用鸡精来给菜增加香味。鸡精含有丰富的营养成分,如丰富的氨基酸、蛋白质和维生素等。因鸡精本身含有少量盐,所以使用时加盐要少;鸡精所含核苷酸的代谢产物是尿酸,所以痛风患者应少用;鸡精溶解性较味精差,如不在汤食中使用时,应先溶解再使用;鸡精含盐,且吸湿性大,用后要注意密封,否则富含营养的鸡精会生长大量微生物,进而污染食物。

> **细节提醒**
>
> 有人为了增加口味、刺激食欲，滥加调味品，但调味品"超标"会有损健康。一项调查报告表明：胡椒、桂皮、茴香、丁香等调味品中，均含有一定的诱变和有毒成分，当人体免疫功能低下时，有可能改变人体正常组织细胞中的基因密码，使遗传功能发生突变，从而诱发细胞畸变并形成肿瘤或癌症。在食品中滥用调味品，还可诱发人体高血压、痔疮和胃肠病等疾患，同时对口腔、咽喉和食管等组织也有灼伤作用。毫无顾忌地大量食用调味品，对人体健康是有害的。

剩饭剩菜不随便吃

在生活中，人们吃隔夜菜是一种常见的现象，然而，这却是对健康极为不利的坏习惯。

蔬菜经过食用后，筷子的翻动会增加微生物的"接触面"，而口中的唾液也含有细菌和酶类。因此，食用过的剩菜会比没有经过翻动的菜更快地产生亚硝酸盐。

处理好剩饭是很重要的。当然，最好是不吃剩饭，按人量米下锅。如果已剩了，应将剩饭弄松散，放在通风、阴凉和干净的地方，避免污染。等剩饭温度降至室温时，放入冰箱冷藏。剩饭的保存时间，以不隔夜为宜，早剩午吃，午剩晚吃，尽量将时间控制在5～6小时以内。不要吃热水或菜汤泡的剩饭，不能把剩饭倒在新饭中，以免加热不彻底。吃剩饭前一定要彻底加热，一般加热到100℃，20分钟即可。不能在做饭时把剩饭与生米一起下锅。

去饭店吃饭，很多人喜欢把剩菜打包回家，这种做法也对健康不利。剩菜打包时要注意以下几点。

蔬菜最好不要打包回家。煮熟的蔬菜不要在高温下长时间存放，因为各种绿叶蔬菜都含不同量的硝酸盐。在烹饪、存放过程中硝酸盐会被细菌还原成有毒的亚硝酸盐。尤其是隔夜的蔬菜，亚硝酸盐的含量会更高，加热后，毒性会增强。所以，最稳妥的办法是，蔬菜不要打包带回家。

淀粉类食品最多保存4小时。打包回来的富含淀粉类的一些食品，如年糕等，在没有变味情况下食用后也可能引起不良反应。原因在于它们易被葡萄球菌寄生，而这类细菌的毒素在高温加热下也不会分解，解决不了变质问题。所以，这类食品最好在 4 小时内吃完。

细节提醒

吃剩水饺容易引起食物中毒，即便剩饭在感官上正常的也必须彻底加热后才可食用；剩下的汤菜，炖菜和炒菜等，必须先烧开热透，装在有盖的容器中，放入冰箱中冷藏，吃时还要烧开热透；剩下的凉拌菜，酱、卤肉类应立即放入冰箱冷藏，吃时一定要回锅加热，或者改做成汤菜、炖菜。

节日不能暴饮暴食

在逢年过节、朋友聚餐、结婚等喜庆日子里，亲朋好友欢聚一堂，桌上佳肴美酒美不胜收，人们自然会胃口大开。

但是，你知道吗？在暴饮暴食之后，身体中的组织液、血液以及神经系统中的递质，都在发生剧烈变化，产生种种危险因素，威胁人的健康甚至生命。这是因为大量油腻或刺激性强的食物一举涌入消化道中，增加消化道的负担，损害消化道内壁黏膜，而且还促使消化腺分泌亢进，诱发许多疾病。胃病就是其中之一。

暴食不仅直接刺激胃壁，使娇嫩的胃黏膜受到损伤，而且还通过胃壁扩张，刺激胃酸大量分泌。此外，菜肴、菜汤和调味品也有促发胃酸分泌的作用。大量酗酒也损害胃黏膜的屏障功能。胃、十二指肠黏膜，由于受到刺激和侵蚀，会充血、水肿，严重时还出现糜烂、溃疡、甚至出血。

已有胃病的人，如再暴饮暴食就可并发胃出血。此时患者可呕血或排出柏油样大便。如短时间内出血量大又未及时治疗，血压就会下降呈休克状态；如患者腹部呈板状硬、压痛及反跳痛，X 线检查发现膈肌下有游离气体，说明这时已并发胃穿孔。由于大量消化液、食物和空气进入腹腔，可能会引发腹膜炎和中毒性休克而危及生命。

还有，暴饮暴食可使原有胃下垂的人病情加重。胃下垂的人，饭后常感腹胀，上腹部持续性疼痛。进食越多，疼痛时间越长，甚至恶心、呕吐，并因消化不良、吸收减少而更加消瘦。

大量食物突入胃腔，超过胃容量时可引起胃扩张。急性胃扩张者，常在食后1～2小时突感上腹部或脐周持续性胀痛，伴有顽固性呃逆和频繁呕吐，吐出棕绿色酸臭液体或咖啡样残渣，同时又感到口渴，但一喝水就吐。吐后腹痛并不减轻。上腹部高度膨胀，摇动躯干可听到振水声。严重者，如不及时处理可发展到胃壁坏死、穿孔、休克，甚至危及生命。

暴饮暴食可引发许多疾病，节日里家人聚餐，朋友聚会时千万不可暴饮暴食。

细节提醒

科学安排节日饮食需注意以下几个方面。

◆ 品种要巧搭配。在注意色、香、味、形的前提下，力求荤素、冷热、粗精、干稀巧搭配。以激发人的食欲，保持营养平衡，酸碱平衡。

◆ 肥瘦要巧选择。荤食应少而精，肥瘦搭配，以瘦为主，口味要清淡，可多选择牛肉、狗肉、兔肉、鸽肉、猪蹄、肉皮冻、鸡鸭鹅爪等，以及海鲜类。鱼、肉的制作要以清蒸为主，少吃油炸、火烤食品。

◆ 夜餐要巧补充。节日，人们为了玩个痛快，常到深夜甚至通宵达旦，因此免不了吃点夜餐，由于白天饮食丰富，夜餐吃点馒头、包子、面条或喝点牛奶等热饮即可，既充了饥，又不伤脾胃，还有利于睡眠。

◆ 零食要巧调理。零食应以开胃、理气、消胀、降火、祛燥为主，多吃苹果、梨、香蕉等水果，少吃花生、瓜子、糖果、巧克力等，话梅、山楂片、薄荷糖等可适当品尝。

◆ 酒茶要巧点缀。喜庆佳节，亲朋欢聚，适量饮点酒可促进血液循环，消除疲劳，加快新陈代谢，但切不可开怀畅饮，一醉方休。适当饮茶可增味添趣，帮助消化，益于身心，但不宜多饮浓茶。

油炸食品面前止步

　　油炸食品的色、香、味俱佳，人们都喜欢吃，但吃油炸食品好不好呢？从保健角度来看，每周吃上一次、两次，问题不大，如果天天吃，或是把它们作为一次正餐食用，则对健康不利。

　　油炸食物的种类很多，荤食、素食、甜食、咸食都有。它们都是含脂肪量高的高脂食物。常吃高脂食物不但可使血脂升高，促使动脉硬化，而且易使人发胖。如果是动物油炸的食品则更不宜常食、多食。

　　油炸食物的营养价值低。油脂和被炸食物经过高温后，油和食物中的维生素A、胡萝卜素、维生素E等遭到破坏，损失达50%。在高温中油脂被氧化，所含必需脂肪酸也受到破坏。经过高温的油脂，其产生的能量也明显减低，而且还可妨碍人体的吸收。

　　街头所设的油炸锅，例如每天早上供应的油条、油饼、糖糕、麻花等，大多使用反复煎熬的油，或每天在老油中加一点新油，以补充油量的不足。油脂经过反复高温，会发生许多变化，其中脂肪酸聚合后，可产生二聚体、三聚体等10多种有害物质；有机物的不完全燃烧，还可产生强致癌物。常吃反复煎熬油炸的食物，有可能使人肝脾肿大、消化道发炎、腹泻，甚至癌变。

　　反复煎熬的油不但失去了营养价值，而且所冒油烟的气味中有被分解的丙烯醛，可刺激呼吸道及眼睛，还可使人头晕、头痛、呼吸困难，诱发眼结膜炎。因此，家庭炸制食品，入锅的油不宜太多，够食用一次的即可，即便剩下一点油，可做炒菜用，切不可在老油中加入新油混用，因新陈油相遇，分解物可引起新油的连锁反应，使油的质量变坏。

　　专家建议，患有肥胖症、心脑血管疾病、糖尿病、胃肠疾病者，以少食油炸食品为宜。

细节提醒

慎吃路边油炸火腿肠

　　现在，油炸火腿肠也成了迷人的路边小吃。但吃这种食品可能对身体造成伤害。

出售油炸火腿肠的小摊大多设在路边,这里汽车尾气弥漫,空气污浊,不是进食就餐的适宜环境。在这种地方制作出来的食品极易受到污染。而且油持续高温会产生有害物质,重复使用的油脂也有损健康。

另外,咸肉、香肠、火腿肉、火腿肠等熟肉制品往往含有微量的亚硝胺,经过热油的煎炸后,会产生一种叫亚硝基吡咯烷的致癌物质。

有的经营者为了降低成本,重复使用叉火腿肠的竹签,这极易造成疾病的传播。经营者的双手一会儿拿钱,一会儿加工火腿肠,容易导致食品的污染。

烧烤食品谨慎食用

随着人们生活水平的提高,人们的饮食方式、饮食习惯也在不断变化,各种美味食品已悄然进入普通家庭。烤全羊、烤乳猪、烤羊肉串、烤鱼、烤鸡翅等烧烤类食品因其味道鲜美,风味独特,备受消费者的青睐。

但是,在烧烤类食品的制作过程中,有些存在着烧烤方法不科学、制作过程不卫生、加入不符合要求的添加剂等卫生问题,给食用者带来潜在的健康损害。

一是在烧烤过程中产生的苯并芘有致癌性。肉类在高温下直接燃烧,被分解的脂肪滴在炭上再与肉类蛋白结合,可产生苯并芘。人们如果经常食用被苯并芘污染的烧烤食品,致癌物质就会在体内蓄积,诱发胃癌、肠癌。

二是肉类本身存在质量问题。特别是一些个体摊主,在经济利益的驱动下,购买未经检疫的畜禽肉品。消费者食用了不合格的肉品,会导致寄生虫病或肠道传染病。

三是添加剂问题。一些摊主为了改善烧烤食品的色泽及口感,在肉的腌制过程中,加入了嫩肉粉、亚硝酸盐等,严重的可导致消费者亚硝酸盐食物中毒。

四是所使用的作料不卫生。一些小摊点,加工食品使用发霉变质的作料,这对人体健康不利。

因此,应尽量少吃或不吃烧烤类食品。如果实在抵挡不住烧烤食品的诱惑，应选择科学烧烤方法烧制的食品，避免食用直接用炭、煤烧烤的食品。

细节提醒

野外自己动手烧烤时要注意的问题

烧烤过程中油的使用很重要，刚烤上的肉类食品先不要急着刷油，待食品烤热、收紧后再刷油，其他食品可以烤的时候就刷油。油不要刷多，以刷完后不滴油为标准，烤的过程中要尽量避免油滴落烧烤炉中。烤时要勤于翻动，以免烤糊。翻动时最好用长筷子，不要用手，以免烫伤。放生食时注意和快烤熟的食品有一点距离，以免污染熟食。

注意食品卫生，没有烤熟的食品不要吃。烤糊的食品，特别是肉类对人身体有危害，不要吃。加炭时要注意应等到新加的炭完全燃烧后再烧烤，因为炭在没完全燃烧时易产生有害气体，不利于健康。

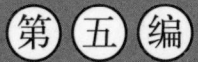

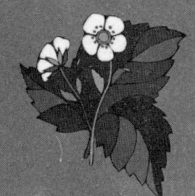

别样人生同样精彩

每个人都有生命中的特殊时期，如孕产期、更年期和老年期。这些特殊的时期潜伏着很多健康隐患，怎样健康地度过这些特殊时期呢？本篇从实用的角度选择了一些常见的影响健康的细节，希望能给处于这些特殊时期的人提个醒。

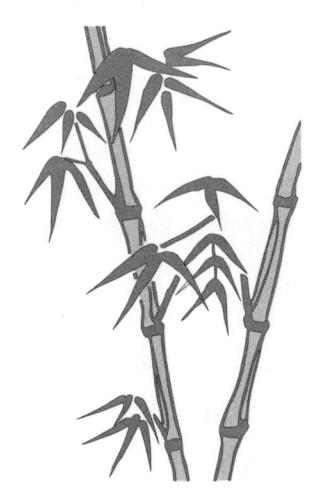

第十一章

孕产期的健康细节

> 怀孕是每一位女性最期待、最渴盼的幸福时光,这一时期的女性拥有一生中最美丽的时刻,而这一特殊的生理周期,也是关系到母亲和宝宝安全的重要时期。只有关注健康细节,注意保健,才能安全健康地度过这个时期,让自己的宝宝聪明、健康。

夫妻最佳生育年龄

女性选择在最佳生育年龄期生育,对于胎儿的生长发育,未来孩子的成长都是十分有利的。我国婚姻法规定的结婚年龄为男22周岁,女20周岁。法定的结婚年龄并不是最佳婚育年龄。因为20岁左右的女性仍处于发育阶段,尤其是性腺和生殖器官尚未完全成熟,而妇女怀孕、分娩需要消耗大量的体力和营养,胎儿所需要的一切营养都是由母亲提供的,如果妇女本身尚未发育成熟,就要与胎儿平分某些营养物质,这样不但影响孕妇的自身健康,还会影响下一代的生长发育。

过早生育还容易发生难产,对产妇和新生儿的危险性较大。

女性生育虽不宜过早,但也不宜过晚。如果女性到了30岁以后才初孕,就会增加生育的困难,更主要的是卵巢功能逐渐衰退,卵子发生异常的可能性增加,因而使先天性畸形和痴呆儿的发生率增多。

那么,女性的最佳生育年龄是多少呢?国内外医学家认为,妇女的最佳生育年龄为24～29岁。这是从女性的生理特点、母婴健康、优生优育等多方面因素来考虑的。这个时期女子的生殖器官、骨骼及高级神经系统已完全发育成熟，生殖功能处于最旺盛时期，卵子的质量较高，怀孕后胎儿的生长发育良好，流产、早产、畸形儿和痴呆儿的发生率都比较低，生下的孩子大多聪明健康。这个时期女性的软产道伸展性好，子宫收缩力强，难产机会少，故危险性也小。男女双方在这个年龄段思想上比较成熟，生活上有一定经验，经济上也有了一定的积蓄，这些都有利于对孩子的培养教育。

孩子的智力和体质与父亲的生育年龄也有一定的关系。从优生角度考虑，男方的年龄要比女方大5～6岁为好。

> **细节提醒**
>
> 一般来说，凡是给孕妇或胎儿带来不良影响的疾病在未治愈前都不能怀孕。否则，在患病期间怀孕，会使病情加重，并影响胎儿的生长发育，严重的会因怀孕、分娩造成生命危险。患有严重的心脏病、高血压、肝脏病、肾脏病、糖尿病、结核病、骨质软化症、恶性肿瘤、严重贫血、精神病以及身体比较虚弱的妇女，必须坚持避孕，等到疾病治愈后，身体恢复了健康，再考虑怀孕。
>
> 另外，第一胎患了葡萄胎，经刮宫治愈后，也要坚持避孕2年；患有某些遗传性疾病的人也不宜生育，以免影响下一代健康。

八九月为最佳受孕月份

为了生育健康聪明的孩子，夫妻要选择最佳受孕时机。从优生优育的角度来看，选择合适的受孕和出生季节，可把温度变化、疾病流行等不利因素降到最低限度，以最大限度地发挥利于胎儿生长发育的因素。从医学角度看，胚胎发育有3个关键时期：一是大脑形成期，即受孕第三个月；二是脑细胞分裂期，即受孕第六个月以后；三是神经细胞发育协调期，受孕7～9个月。选择八、九月份怀孕，妊娠的第三、第六个月以及分娩期都处在气候适宜的好季节,避开了气温变化大和疾病多发季。

当然了,有时候,怀孕可能会在计划之外。如果是这样,那就"既有之,则安之",大可不必为了选择一个最佳受孕时机而去做流产,只要做好孕期保健就可以了。但有些人对受孕时机要特别注意,如有过敏体质者应尽量避免在春天受孕,因为她们在春天尤其容易过敏,这可能会对胎儿产生不良影响。

另外,值得一提的是,在女性排卵后1日内受精是怀孕的最基本条件,此时卵子新鲜、健康,是保证胚胎健康的先决条件。所以,想怀孕的女性应该了解自己的排卵期,为孕育健康的宝宝做好准备。

细节提醒

据科学家对一天受孕概率的研究发现,如果想怀孕的话,最佳受孕时间是下午5~7点。研究发现,无论是精子的数量还是质量一天中都变化很大,而在下午稍后的这段时间达到高峰,而女性的排卵时间大多在下午2~7点,恰好也在此时女性最容易受孕。

怀孕前的准备工作

生一个健康的宝宝是许多家庭的梦想,如何让你的宝宝聪明、健康呢?孕期护理固然重要,但是怀孕前也需要准爸爸、准妈妈做好准备,迎接宝宝的到来。

为怀孕而要查清的问题。你或你的伴侣以及家人有没有患上可遗传的病,如坏血病?你可曾患上糖尿病或癫痫症?你的工作岗位需要你接触任何危险吗?你吸烟或饮酒吗?你仍服用避孕药吗?

如果存在这些问题,要及早采取措施,以避免出现严重的后果。

要有健康的饮食习惯。一个婴儿是否健康主要看受孕时父母是否健康。健康合理的饮食习惯有助于增加受孕的机会,且可生出一个健康的婴儿。应少食动物脂肪类食物,而选择各类的新鲜蔬菜和水果。

停服避孕药。最好在想怀孕前停服避孕药,以使身体有更多的时间恢复正常周期。当等待有3次正常的经期后才尝试怀孕会更加理想。

停止吸烟。吸烟是最危害胎儿健康的因素之一。吸烟女性所怀的胎儿更容易出现早产和体轻。吸烟也同时会令小产、难产和产有畸形胎儿之机会增加。若夫妻均是吸烟者，胎儿夭折的机会亦会相继增加。

另外，吸入别人吸烟时喷出来的烟雾也可以伤害胎儿的健康，所以应避免做"二手烟民"。

不喝酒。不论男性或女性，酗酒都会影响他们的生育能力，也可能严重地影响在子宫内成长的胎儿。

远离危险物品。若你或你的伴侣的工作涉及化学物质、铅、麻醉药物，则可能会影响怀孕的机会或怀孕中的胎儿，故应向医生咨询。

细节提醒

风疹是一种由风疹病毒引起的急性传染病，孕妇若在妊娠3个月内感染风疹病毒，病毒可以通过胎盘感染胎儿。风疹一年四季均可发病，春季发病率较高。怀孕2个月内感染的孕妇，胎儿畸形率100%；2个月以后感染者为26%；6个月后感染者，胎儿畸形发生率仍有4%。

要避免风疹对孕妇、胎儿的危害，关键在于预防。育龄妇女接种风疹活疫苗，是直接保护的免疫方案。注射疫苗后，3个月之内要避免受孕。

怎样知道已经怀孕

怀孕1～12周之间称为怀孕早期。确定是否怀孕很重要，一来可以及早采取措施保护胎儿的生长发育；二来如不想生育时可以早一点做人工流产，减轻孕妇的痛苦；三来还可以及早发现宫外孕，防止发生意外。有过生育经验的女性，多数能够较早地断定自己是否怀孕，未生育过的女性，一般缺乏这方面的经验。妇女怀孕后，身体内发生一系列生理变化，怀孕早期的变化大约有以下几个方面。

停经。停经是怀孕最早、最重要的"信号"。凡是月经周期一向正常的已婚育龄妇女，如果月经过期超过 10 天以上，就应考虑到有怀孕的可能，如停经超过 2 周以上就需要到医院检查原因。

怀孕反应。多数妇女怀孕 6 周以后可出现头晕、乏力、嗜睡、唾液分泌增多、食欲不振、恶心呕吐等现象，呕吐多在清晨或空腹时发生。有些孕妇特别喜好吃酸性和生冷食物。

排尿次数增多。怀孕 8 周以后，可能有排尿次数增多的现象，这是由于子宫增大后压迫和刺激膀胱引起的。怀孕 12 周以后，子宫超出盆腔，膀胱不再受压迫和刺激，尿频症状自行缓解。

乳房发生变化。怀孕后，在雌激素和孕激素的共同刺激下，于第 8 周起，乳房逐渐变大，乳头和乳晕部颜色加深，乳头周围有深褐色结节等现象，12 周以后还会有少许清水样乳汁分泌。

基础体温的变化。测量基础体温可以显示妇女是否怀孕。妇女正常的基础体温呈双向曲线，即排卵前较低，排卵后升高，如月经到期未来潮，体温升高后不再下降，并保持在 18 天以上，表示已经怀孕。

细节提醒

女性常常因环境变化和精神上受到刺激而引起停经或月经推迟，年轻女性和更年期女性也往往出现月经不调，所以停经未必就是怀孕。哺乳期女性月经虽未恢复，也可能引起怀孕；食欲改变、恶心呕吐也可能是胃部疾病所致；排尿次数增多可能是泌尿道感染引起的。所以说，已婚女性出现上述这些变化仅仅表示有怀孕的可能，不一定就是怀孕了，需要到医院做进一步检查。

乐观精神面对孕吐

许多准妈妈对怀孕早期反应感到害怕、担忧，其实这是人体一种正常的生理反应，对生活和工作影响不大。而且这些怀孕早期现象都是胎儿向妈妈发出的各种信号，是每位妈妈幸福生活的开始。

孕吐是生物界保护腹中胎儿的一种本能。人们日常生活所吃的各种食物，含有对人体有轻微损害的毒素，但对健康并不构成威胁，也不会出现不良反应。可孕妇不同，腹中弱小的生命不能容忍母体对这些毒素的无动于衷，这些毒素一旦进入胚胎，就会影响胎儿的正常生长发育，所以胎儿就分泌大量激素，增强准妈妈孕期嗅觉和呕吐中枢的敏感性，以便最大限度地将毒素拒之门外，确保胎儿的生长发育。

孕早期妊娠反应越严重，呕吐越厉害的准妈妈，流产的可能性就越小。

怀孕后，在激素的影响下，胎盘会分泌大量绒毛膜促性腺激素，抑制胃酸的分泌，大大降低消化酶的活性，减少胃肠蠕动，从而影响准妈妈的食欲和消化功能。其中最典型的表现是晨吐，持续一段时间后会自然消失。

很多准妈妈都特别担心孕吐会影响胎儿的营养供给，希望能够尽早控制孕吐，其实完全没有必要。一旦发生孕吐现象，应该顺其自然，因为孕期呕吐症状一般都较轻微，而且多数在妊娠12周左右自行消失。虽然孕吐暂时影响了营养的均衡吸收，但在怀孕初期，胎儿主要是处于器官形成阶段，对营养的需求相对后期要少。真正解决孕吐最好的办法是消除思想顾虑，适当调整饮食。

鉴于孕期的饮食特点，营养学家主张准妈妈的饮食应以"喜纳适口"为原则，尽量满足其饮食的嗜好。但应忌食油腻、油炸和不易消化的食物，绝对禁止饮酒和吸烟。鼓励准妈妈多喝水，多吃水果、蔬菜。

细节提醒

几种有助于缓解孕吐的食物

◆ 生姜：研究发现生姜可以帮助缓解孕吐症状。可以自己试试制作姜茶（一定要事先征询过医生的意见）。切两片硬币大小的生姜，然后用开水浸泡5～10分钟。取出生姜，加入红糖、蜂蜜或柠檬就可以了。

◆ 水：大量的水除了可帮助代谢，还会降低血液中激素的浓度，以减轻身体的不适。

◆ 苹果：早起吃一个苹果，对缓解恶心和呕吐很有帮助。而且有助于保持肠道畅通,预防便秘。

◆ 黄瓜:黄瓜的清香会让不舒服的感觉一扫而空。

◆ 蜂蜜:起床前,将一勺蜂蜜含在嘴里。可以帮助身体吸收一部分血糖,使血糖浓度不致过低,孕吐的次数就会减少。

几种较危险的孕妇

大量产科临床统计资料表明,以下几种孕妇在孕产期中比一般孕妇更容易发生流产、早产、畸胎和难产等情况。

高龄初产、多胎妊娠和非婚妊娠。 高龄(35岁以上)初产发生滞产的可能性较大;多胎妊娠比正常妊娠容易发生难产,胎儿和新生儿的死亡率较高;非婚妊娠因孕产妇的心理压力大,精神紧张,对分娩不利,而且非婚妊娠者大多不能按时进行产前检查,故母子的安全得不到保障。

拒绝产前检查或产前检查不认真的产妇。 相当多的孕妇因害羞或嫌麻烦而不认真检查,这往往会使许多妊娠并发症和胎位不正等异常不能被及时发现和治疗,从而造成严重后果。

粗心大意的孕妇。 有些孕妇对妊娠粗心大意,不仅不记住自己的预产期、初次胎动时间,而且在日常生活和工作中也大大咧咧,不注意保护腹里的胎儿,这种粗心孕妇容易发生问题。

好吃懒动的孕妇。 孕期应该比平时多吃富含蛋白质、矿物质、维生素的食品,以满足胎儿生长发育的需要,但又不能填鸭式无节制地吃,因为吃得过多易引起孕妇肥胖和胎儿过大,不利于分娩。孕妇还应适当地活动,以增强体质。

滥用药物的孕妇。 许多药物可危害胎儿,导致畸胎。若孕妇不听医嘱,自作主张,滥用药物,必会损害胎儿。

带病妊娠的孕妇。 患有心脏病、肝脏病、肾脏病等严重器质性疾病的妇女妊娠,孕妇及其胎儿都有危险。

不讲精神卫生、心绪不佳的孕妇。 这不仅影响孕妇的食欲和睡眠,还会影响到腹中的胎儿,对胎儿的正常生长发育不利。

不节制性生活的孕妇。妊娠初期及后期，特别是产前两个月内，若不节制性生活，容易引起子宫内感染，增加流产和早产的可能性。

嗜烟、酗酒的孕妇。孕妇嗜烟、大量饮酒可祸及胎儿，增加畸胎、流产和低体重新生儿的发生。

> **细节提醒**
>
> **孕期做 B 超不要限制次数**
>
> 第一次是在孕 18～20 周，此时可确定怀的是单胎还是多胎，并可测量胎儿头围等。因为这一阶段胎儿 B 超多项指标误差较小，便于核对孕龄。
>
> 第二次是在孕 28～30 周，此时做 B 超的目的是了解胎儿发育情况，是否有体表畸形，还能对胎儿的位置及羊水量有进一步的了解。
>
> 第三次是在孕 37～38 周，此时做 B 超检查的目的是确定胎位、胎儿大小、胎盘成熟程度、有无脐带缠颈等，进行临产前的最后评估。
>
> 切记，B 超检查不应自己限制次数，而应由医生决定检查次数。

孕期注意营养搭配

孕妇需要均衡的营养，要注意荤素搭配、粗细结合、饥饱适度、不偏食、不挑食，并根据个人活动量、体质及孕前体重决定摄入量和饮食重点。

日常膳食（食物）要尽可能多种多样。富含各种基本营养素，如优质蛋白质、碳水化合物、脂类、常量和微量元素、维生素等。

孕早期膳食应清淡、易消化。大多数孕妇在 5～6 周会出现恶心、呕吐、食欲不振等妊娠反应，尤其在早晨及饭后较为明显，有的还会出现偏食、厌食等，这是正常的生理现象，一般到 3 个月左右会自然减轻或消失。孕妇在这一阶段应多进食，膳食以清淡、容易消化吸收为宜，少吃油腻食物，吃饭时少喝饮料和汤，避免各种有害刺激，不吸烟，不喝含酒精和咖啡因的饮料等。

孕中期膳食要荤素兼备、粗细搭配。4个月后，孕妇的妊娠反应减弱，食欲好转，体重迅速增加。要补充足够的热能和营养素，才能满足自身和胎儿迅速生长的需要。膳食要荤素兼备，粗细搭配，少吃多餐，品种多样化。这个阶段应避免进食过多的油炸、油腻的食物和甜食（包括水果），防止出现自身体重增加过快，注意适当补充含铁丰富的食物，如动物肝、血和牛肉等，预防缺铁性贫血。如果常发生小腿痉挛，可能是缺钙的表现，应选含钙较多的食物，如奶类、豆制品、虾皮和海带等。

孕晚期膳食要保证质量，品种齐全。最后3个月是胎儿生长最快的阶段，孕妇的膳食要保证质量，品种齐全。应在孕中期的基础上，适当增加热能、蛋白质和必需脂肪酸的摄入量，适当限制碳水化合物和脂肪的摄入，即减少米、面等主食的量，少吃水果，以免胎儿长得过大。如临近分娩，出现水肿，还应减少盐的摄入。

专家建议，孕晚期无须大量进补，孕妇的过度肥胖和巨大儿的发生对母子双方健康都不利。孕妇在怀孕期的体重增加12千克为正常，体重超标极易引起妊娠期糖尿病。新生婴儿的重量也非越重越好，3.0~3.5千克为最标准的体重。从医学角度看，超过4千克属于巨大儿，巨大儿产后对营养的需求量大，但自身摄入能力有限，所以更容易生病，此外巨大儿母亲产道损伤、产后出血概率也比较高。

细节提醒

碘是人体必需的、自身不能合成的微量元素，也是人体甲状腺素的主要成分，甲状腺素是对机体代谢活动和生长发育极为重要的激素。碘对孕妇、胎儿尤其重要，它可促进胎儿和婴儿体内的细胞生长，尤其是脑细胞的生长。

孕妇由于母子对碘的双重需求，对碘的需求量更大，平时应多食海带、海蜇、海虾、牡蛎、黄花鱼、海藻、虾皮、紫菜及豆制品。

孕期提防电磁辐射

科学家对每周接近荧光屏20小时的70多位孕妇进行的调查结果表明，其中20%的孕妇发生了自然流产。因此，提醒孕妇，不要一有时间就坐在电视机或电脑前，而应多到室外活动，每天看电视不宜超过3小时。

有资料表明，手机的磁波辐射对胎儿可能有致畸作用，因此，孕妇不宜经常使用手机。手机还能引起内分泌紊乱，影响泌乳，因此，哺乳的女性也应尽量避免使用手机。

电脑与电视一样，会有少量的放射线，同时人们发现，电脑周围会产生频电磁场，孕早期长期使用电脑可影响胚胎发育，增加流产的危险性。另外，长时间坐在电脑前，将会影响心血管、神经系统的功能，盆底肌和肛提肌也会因劳损影响正常分娩。因此，妊娠前3个月内，应减少电脑集中操作。

由于打开空调后，房间门窗要紧闭，因此室内空气质量会降低。孕妇的新陈代谢快，长时间在有空调的房间停留，孕妇会头痛、头晕，而且空调房间与室外有一定温差，易使孕妇感冒。

此外，电冰箱、空调的噪声，微波炉的微波等都有可能对孕妇造成一定影响，因此，用电器时要趋利避害，谨慎使用。

细节提醒

孕妇的居住环境要健康，尽量少使用芳香剂。

芳香剂主要成分包括香料和有机溶剂，主角香料分为天然萃取、半合成和化学合成3种，有机溶剂帮助香料挥发到空气中，使用不当，对孕妇及胎儿更加有害。孕妇会觉得头痛，甚至发生产后忧郁症等。还有更糟糕的，经常处在芳香剂环境中的孕妇，生下的宝宝会更容易发生拉肚子和耳朵感染等儿科疾病。

因此，孕妇应常开窗通风，保持室内空气流通。

孕期洗澡健康细节

怀孕以后，由于机体内分泌的改变，新陈代谢逐渐增强，汗腺及皮脂腺分泌也会随之旺盛。因此，孕妇比常人更需要沐浴，以保持皮肤清洁，预防皮肤、尿路感染。可是，如果在沐浴时不注意方法，有可能对母体和胎儿的健康造成影响，对胎儿来说，有些甚至是永久性的损害。那么，孕妇沐浴需要注意哪些问题呢？

注意水的温度。据近代医学研究表明，过高的温度会损害胎儿的中枢神经系统。

据临床测定，孕妇体温较正常上升2℃时，就会使胎儿的脑细胞发育停滞；如果上升3℃，则有杀死胎儿脑细胞的可能。而且因此形成的脑细胞损害，多为不可逆的永久性的损害，胎儿出生后可出现智力障碍，甚至可形成胎儿畸形，如小眼球、唇裂、外耳畸形等，有的还可导致癫病发作。

一般来讲，水的温度越高，持续时间越长，损害越重。所以，孕妇沐浴时，水的温度应掌握在38℃以下，并最好不要坐浴，避免热水浸没腹部。

时间不宜过长。在浴室内沐浴，孕妇容易出现头昏、眼花、乏力、胸闷等症状。这是由于浴室内的空气逐渐减少，温度又较高，氧气供应相对不足。加之热水的刺激，会引起全身体表的毛细血管扩张，使孕妇脑部的供血不足。同时胎儿也会出现缺氧、胎心率加快，严重者还可使胎儿神经系统的发育受到不良影响。

因此，孕妇在进行热水浴时，每次的时间应控制在20分钟以内。

应该采取立位。怀孕后，机体的内分泌功能发生了多方面的改变，阴道内具有灭菌作用的酸性分泌物减少，体内的自然防御功能降低，此时如果坐浴，水中的细菌、病毒极易随之进入阴道、子宫，导致阴道炎、输卵管炎等，或引起尿路感染，使孕妇出现畏寒、高热、腹痛等症状，这样势必增加孕期用药的机会，也容易留下畸胎或早产的隐患。

另外孕期应避免盆浴，建议洗淋浴。洗盆浴使身体持续浸泡在污水中，皮肤的微小创伤也可能成为感染的起点，污水进入阴道内，有引起阴道及子宫内感染的可能，后者可导致胎儿宫内感染、早产、胎膜早破等并发症，胎儿宫内感染可导致胎儿畸形、胎儿宫内发育迟缓、新生儿体重过轻及新生儿感染等。继发的子宫腔感染还可导致产后感染，严重威胁母婴健康。孕期洗盆浴可能增加母婴潜在的危险性，不利于优生。

> **细节提醒**
>
> 妇女在怀孕期间，乳房皮脂腺的分泌增加，乳晕上的汗腺也随之增大，乳房皮肤表面的油脂分泌加强，乳头变得柔软，而汗腺与皮脂腺分泌的增加也使皮肤表面酸化，起到软化角质层，保护乳房皮肤的作用。如果经常使用香皂类的清洁物质洗澡，会洗去皮肤表面的角质层细胞，损坏皮肤表面的保护层，碱化乳房局部皮肤，促使皮肤上碱性菌丛增生，使得乳房局部酸化变得困难，不利于乳房保健，进而影响授乳。

孕期性生活要适度

女子怀孕直至分娩大约需10个月，在这漫长的时期，要想让精力旺盛的青年男女停止性生活，几乎是不现实的。因此，在女子怀孕期间，能否过性生活以及如何过性生活，就成了众多青年夫妇想知道而又羞于启齿的问题。

在妇女怀孕期间，合理地安排性生活，对于母子的健康并无什么影响。按照女性的生理特点，可将妊娠期分成3个阶段。

（1）妊娠头2个月，一般应避免性生活，以防止子宫收缩而发生流产。因为怀孕头3个月，胚胎在母亲子宫里还未牢固地生存下来，随时有掉落的危险，性生活时阴道与子宫颈受到机械刺激，腹部会受到挤压，尤其是在性生活过于激烈的情况下，会诱发子宫强烈收缩，甚至引起流产。

（2）临产前1～2个月必须严格禁止性生活，因为行将成熟的胎儿本已有分娩的可能，如果此时性交就会引起子宫收缩，可能导致早产、早期破膜、感染和增加新生儿死亡率。在临产的日子里，因孕妇的抵抗力下降，会有水肿、高血压等情况，在此期间进行性生活，更有增加细菌侵犯生殖道与泌尿道的机会,一旦发生感染病变,就会增加正常分娩的危险性。如果再夹杂有一些妊娠异常情况,例如前置胎盘,胎盘早期剥离等,未及时处理,又贸然进行性生活,有时会引起孕妇子宫内大出血的危险。

(3) 介于妊娠头3个月和临产前2个月之间的这段日子,夫妻过性生活是比较安全的,孕期有性欲,说明孕妇的全身性健康状况良好。但是作为丈夫,要理解妻子的性欲在怀孕以后可能会有改变。怀孕后由于生理上和心理上起了巨大的变化,大多数孕妇的性欲有所下降,甚至完全消失,部分孕妇的性欲可能没有改变,但也有少数孕妇的性欲可能增强。

因此,在孕期过性生活要尊重妻子的性欲望,绝对不能在妻子无性欲的情况下强行进行性生活,这样做是十分有害的。值得注意的是,在妇女孕期内,应该减少性生活次数,即使进行性生活,也应注意性交姿势,避免压迫孕妇腹部,性交动作要轻柔,不能过于频繁和粗暴,还要注意性生活前后的清洁卫生。对有习惯性流产史、早产史、孕期有阴道流血、妊娠高血压综合征,以及妊娠合并心脏病、高血压和糖尿病的患者,在孕期还是应该避免性生活。

细节提醒

孕期怎样过性生活才较为安全?

无性交禁忌的孕妇及其伴侣在性交前要排尽尿液、清洁外阴和男性外生殖器,选择不压迫孕妇腹部的性交姿势。孕妇在性交后应立即排尿并洗净外阴,以防引起上行性泌尿系统感染和宫腔内感染。

孕期过性生活最好使用避孕套或做体外排精,总之,以精液不入阴道为好。以免引起孕妇腹痛,甚至导致流产、早产。

第十二章

更年期的健康细节

> 更年期，是人生命周期中的一个特定时期，是人的各种功能从旺盛走向衰退的过渡时期。更年期的调理、保养是否得当，不仅关系到个人的健康与否，还关系到整个家庭的生活是否幸福，所以，一定要关注更年期的健康细节，做好更年期的保健工作。

关注更年期综合征

更年期对于女性来说是指女性在中年时期卵巢功能从旺盛走向衰退的过渡时期。卵巢，作为女性的一个重要器官，在生殖内分泌活动中起着极为重要的作用，在生育年龄时具有周期性排卵和分泌女性激素的功能，因此，它是人类完成生育后代，维持女性特征的重要器官。根据生理变化的测定，更年期开始于绝经前的10年，也就是大约40岁，而卵巢功能明显衰退的临床标志就是绝经。绝经后经过10年左右的时间，当卵巢功能完全消失，妇女就进入了老年，因此，60岁以后妇女就进入了老年期。对于从40岁到60岁这20年左右的更年期过程，根据其生理变化的情况还可以划分为绝经前期、绝经期、绝经后期。因为是围绕绝经前后的时间，又可称为围绝经期。

女性进入更年期要谨防更年期综合征。更年期综合征是指妇女在围绝经期或其后，因卵巢功能逐渐衰退或丧失，以致雌激素水平下降所引起的以自主神经功能紊乱代谢障碍为主的一系列综合征。

更年期综合征多发生于 45～55 岁之间，一般在绝经过渡期月经紊乱时，这些症状已经开始出现，可持续至绝经后 2～3 年，仅少数人到绝经 5～10 年后症状才能减轻或消失。更年期综合征常有如下症状。

（1）月经逐渐减少，周期间隔时间延长，经期出血时间缩短，以致逐渐停经。但也有月经量增多，伴有大量血块等情况，然后慢慢停止，生殖能力丧失，生殖器官萎缩。

（2）精神和自主神经功能紊乱。更年期女性出现潮热出汗，头晕目眩，头痛耳鸣，腰痛，口干等症状，思想不易集中，而且紧张激动，情绪复杂多变，性情急躁，失眠健忘，皮肤发麻发痒，有时有蚁走感（即有蚂蚁在身上爬动的感觉）等，甚至歇斯底里样发作等。

（3）心悸、血压增高、肥胖、下肢水肿、关节疼痛、骨质疏松等。凡 45～50 岁的妇女，如有上述症状，经医生检查排除了其他疾病后，便可诊断为更年期综合征。更年期是每个妇女必然要经历的阶段，但每人所表现的症状轻重不等，时间长短不一，轻的可以安然无恙，重的会影响工作和生活，甚至会发展成为更年期疾病。短的几个月，长的可延续几年。更年期综合征虽然表现为许多症状，但它的本质却是妇女在一生中必然要经历的一个内分泌变化的过程。

更年期是人体衰老过程中的一个重要而且生理变化特别明显的阶段，女性在更年期出现的各种症状对家庭的生活质量可能产生很大影响，因此必须引起社会和每个家庭的重视和关注，从而做好更年期女性的保健工作。

细节提醒

避开更年期的认识误区

误区之一：更年期开始于绝经时。更年期标志着妇女生殖功能由旺盛走向衰退，医学上将其分为绝经前期、绝经期和绝经后期，三者之和为更年期。而绝经则仅代表妇女生殖功能的终止。由此可见，更年期应开始于绝经前期而非绝经期。

误区之二：更年期必然产生更年期综合征。女性进入更年期后，的确有不少人会出现心烦、潮热、盗汗、全身不适等症状，但并非

> 所有女性都这样。根据临床统计，60%～85%的妇女在更年期可出现更年期综合征，但大多数患者通过自我调节都能得到康复，只有少数患者需在医生的指导下通过用药才能减轻症状。

警惕更年期抑郁症

抑郁症占女性所有疾病的首位，多发于青春期、经前期、产后及更年期。约有1/3更年期女性患有不同程度的抑郁症。

女性具有敏感、容易情绪化的特点，更年期的妇女更是承受着工作和家庭两副重担的压力，而且她们处于更年期激素水平波动的阶段，身体可能出现各种不适，加之精神压力大，很容易出现抑郁症。

抑郁症最常见的症状是莫名其妙的乏力，休息后仍不能缓解，走路稍多一些即感觉累，腿都抬不起来；其次是兴趣减退，什么都不愿意干，什么都懒得干，在家里懒得做家务，甚至电视都懒得看。对过去喜欢的事情现在也提不起兴趣；再次是情绪低落，怎么也高兴不起来，甚至觉得活在世上一点意思都没有，严重的甚至想到结束自己的生命，这些都是抑郁症的核心症状。如果具有这些症状，持续时间超过两周，就可以诊断是抑郁症，就该到医院就诊，接受治疗。

然而患者往往不能认识到自己患有抑郁症，因为抑郁症还可以伴发很多躯体症状，如失眠早醒、食欲减退、便秘腹泻、全身疼痛等，大多数患者都是因为躯体不适而去医院看病的，病人往往感觉到各种各样的疼痛和不舒服。更年期的患者，还往往有潮热、多汗以及脾气急躁等症状，去医院就诊通常也都是因为这些问题，而很少谈到自己的情绪和精神状态，这样容易掩盖抑郁症。

对于轻度的抑郁情绪，自我心理调节是治疗的一个方面，但是如果自我调节效果不好，或较严重的抑郁症还是应该遵照医生的指示服药治疗，以免造成严重后果。有一点需要注意的是，抑郁症是一种慢性病，跟许多其他慢性疾病一样，首次发作应该积极配合医生，足量用药，尽可能完全治好，否则，如果以后复发，就可能需要终身服药了。

处于更年期的女性除了要关心自己的身体状况外，更要关注自己的心理健康。如果出现各种生理或心理的问题，应该及时去医院，除了向医生谈自己身体不适外，也要向医生谈自己的思想和情绪，听从医生的意见和建议，积极配合医生治疗，以保持健康的生理和心理状态，更好地工作，更好地生活。

> **细节提醒**
>
> 促发抑郁症的因素有以下几方面。
>
> ◆ 生理因素：妇女进入更年期后，生理发生很大变化，若不能及时调整心态，正确对待，反复下去就易发生抑郁症。
>
> ◆ 家庭因素：绝经后妇女性欲减退甚至无性要求，若丈夫不理解妻子，双方原先亲密无间的关系就会出现裂痕，势必会增加妻子的心理负担，长期下去就会导致抑郁症的发生。
>
> ◆ 生活事件：更年期妇女多临近退休或受到下岗的威胁，使患者心理存在多种顾虑。这些因素每时每刻都困扰着她们，使她们由危机感逐渐产生抑郁症。
>
> ◆ 自我封闭：有些妇女进入更年期后，不主动参加社会活动，不享受生活乐趣，而是整天闭门自思、闷闷不乐，久而久之便产生精神抑郁。
>
> ◆ 环境因素：不能适应新的生活环境变化，如迁居离开久居的老地方，到陌生的新环境；随儿女的新家庭一起生活或丧偶独自生活等。

更年期要预防疾病

女性45岁后进入更年期，50岁后进入绝经期，由于体内雌激素减少，会出现一系统症状。

心血管疾病：绝经后动脉粥样硬化及心肌梗死明显增加，妇女40岁前患心肌梗死者极少，而65岁时为发病高峰。

血脂升高：女性55～64岁间血脂逐渐上升，绝经后2年内上升最快。甘油三酯低密度脂蛋白升高，而高密度脂肪蛋白降低。

骨质疏松加速：骨强度减弱，骨折易感性增加，据统计，妇女脊椎和前臂骨折发生率为男子6～10倍。骨代谢负平衡，平均每日丢失50毫克钙，常有腰腿痛、背痛等，稍有用力即骨折，多出现于股骨、颈骨。

神经血管功能失调、潮热、潮红、畏冷、眩晕、耳鸣、眼花、疲倦、思睡、心悸等。

更年期功能性子宫出血，指无器质性疾病发生子宫出血，50%发生在更年期，可能是少量出血淋漓不尽，也可能是大量出血。

新陈代谢障碍：肥胖、关节痛、肌肉痛，尤其肩、颈、腰、骶髂关节等处。

精神、神经症状：失眠、焦虑、神经过敏、易激动、抑郁、记忆力减退等。

只要在医生指导下用激素替代疗法，加之合理营养调配，妥善补充钙剂，适当参加体育锻炼，这些疾病都可有效防治。广大妇女对此应有所准备，及早预防，才能保持健康。

细节提醒

下面提出一些应该引起注意的疾病早期信号，要引起足够重视。

◆ 发热：正常体温36.2～37.2℃，超过正常则为发热。高热常是体内感染的一个重要标志，长期低烧是结核、肿瘤等疾病的表现。

◆ 疲劳：如果在相当长的时间内出现持续而原因不明的疲劳，并有发展严重的趋势则应提高警惕，要及时去医院做全面的检查。

◆ 疼痛：身体任何部位发生剧烈或反复发作的疼痛，都应该予以重视。

◆ 失眠：长期失眠会影响精神和食欲，降低身体免疫力。

◆ 消瘦：若在短时间内明显消瘦，伴食欲不振、消化不良或心慌、咳嗽等症状时，应仔细检查，一般结核、甲亢、严重贫血、肿瘤等消耗性疾病常使体重出现严重的下降。

◆ 咳嗽或声音嘶哑：持续出现刺激性的干咳或声音嘶哑。

◆ 喉痛：持续一段时期没有好转的喉痛，应进行必要的检查。

◆ 吞咽困难：只能进水或流质饮食，否则即有堵塞感或食入即吐。

◆ 腰背酸痛：特别是伴有尿频或尿痛的腰背酸痛，可能是泌尿系统发生了异常。

更年期要当心肥胖

生活当中经常会遇到这样的女性，三十几岁时还身材修长、苗条漂亮，进入更年期后却体态臃肿。这是什么原因呢？还有办法挽回吗？

女性一生当中有3个易发胖的时期，即青春期、孕产期及更年期。更年期后尤其明显。这与妇女进入更年期后卵巢功能衰退、雌激素分泌减少有密切关系。

一般超过正常体重15%～20%者为肥胖，也就是说约大于理想体重10千克即可确定为肥胖。肥胖对健康不利，可致机体免疫力下降，常诱发高血压、心血管病、动脉粥样硬化、糖尿病、结石以及肺功能不全等病，患者的死亡率也增高，所以更年期一定要当心肥胖。

调节好心理平衡，顺利度过更年期。很多人在更年期情绪波动很大，容易消极、抑郁，也容易急躁、发怒，有些人就以吃喝来对付这种情绪上的变化，因而导致肥胖。这时需要充分认识到更年期是人生的必然阶段，应多学习更年期保健知识，消除思想顾虑，稳定情绪，注意劳逸结合及生活规律，合理安排生活节律，早日将生物钟调节到新的平衡，顺利地度过更年期。

适当进行体育锻炼。这对调整和维持生理功能的平衡有良好作用，也是避免肥胖的最有效办法。锻炼方式应因人而异，有条件的可以打球、游泳，不方便的可选择打拳、散步、做操，如老年健身操等也是很好的运动。应根据自己的爱好和原有的运动基础来选择适合自己的运动项目，根据身体健康状况选择适宜的运动强度和运动量。

注意合理饮食。应做到饭菜不单调，吃饭不偏食；食物要合理搭配，保证营养均衡；晚餐要节制，只吃七分饱；绝不暴饮暴食。

细节提醒

肥胖症患者通常是指体重超过标准体重20%以上的人。自己是否属于肥胖的行列，可以利用体重指数和腰围、腰臀比等数据来加以判断。

1. 体重指数(BMI)=体重(千克)÷身高(米)的平方(千克／平方米)。体重指数≥23为超重，≥25为肥胖，18.5～23.0为正常。

> 2. 腰围(WC)：男性≥85厘米，女性≥80厘米，为腹部脂肪蓄积的界限。
> 3. 腰臀比(WHR)：男性＞1.0，女性＞0.85被认为肥胖。

更年期要关注月经

妇女进入更年期，卵巢功能开始衰退。首先是黄体功能进行性衰退，卵泡发育到一定程度，即自行萎缩，不再排卵；无黄体形成，表现为生育功能衰退。月经周期间隔时间延长，表现为间歇性闭经，由正常20～30天变为2～3个月或更长时间行经一次，经量可正常或较前减少，间隔时间逐渐延长到4～5个月或半年才行经一次，直至完全停止。

可以说绝大多数妇女更年期的月经不正常是自然过程，最终会以绝经结束。但有时经期延长或为持续性阴道出血，淋漓不断达1～2个月；也可发生大量阴道出血，如血崩。病人可能出现贫血、面色萎黄、全身乏力、心慌、气短等症。造成更年期月经不正常，或量多，或淋漓，或突然闭经的原因很多，所以任何时候出现月经异常，都应该找医生咨询，检查有无下列引起月经不正常的因素存在，以及早发现、及早治疗，做好更年期的保健。

首先应当证实是闭经还是妊娠，这在青春期到更年期的妇女都是可能的。更年期卵巢的衰退过程不是直线下降的，常在内分泌波动一个时期后才完全绝经。这期间如有性生活，偶然一次排卵而碰巧受孕，并不是绝对不可能的。异常妊娠，如早期宫外孕或早期流产会发生短期闭经后出血，如不排除，误以为是更年期功能失调性子宫出血，则会延误治疗，或因并发感染，加重病情。

生殖道感染，无论急性或慢性的，尤其结核性子宫内膜炎，往往有不正常的子宫出血。若子宫内膜的功能层受阻，阻碍内膜的再生长，可能持久出血，或闭经与出血相间。

子宫黏膜下肌瘤，易有间断的大量出血。

卵巢功能性肿瘤，如卵泡膜细胞瘤或颗粒细胞瘤，由于大量分泌雌激素，刺激子宫内膜增生，产生内分泌失调性子宫出血。绝经后的妇女若长了这种卵巢肿瘤，也会再次出现子宫出血。

子宫内膜癌，可有不规则阴道流血，特别是长期不规则地出血以及绝经后出血，更应重视。

凝血障碍性疾病，如特发性血小板减少性紫癜、白血病、再生障碍性贫血等，均可表现为子宫出血或月经量过多。

心血管系统疾病，如高血压病或心功能不全的妇女也易有子宫出血。

细节提醒

检查月经是否正常的3个标准

◆ 周期：每个女人的周期都不尽相同，21～35天都算正常，关键是是否准时。定期的性生活（如：每周1次）可以帮助你"梳理"激素，对月经的规律有很大的帮助。

◆ 血量：女性在月经期间失去的血量应该在85毫升之内，持续3～7天。出血量最多的时候集中在前3天内（占总失血量的90％）。

◆ 月经不再来：不来月经首先要排除怀孕的可能。如果不是怀孕，就要检讨你的生活方式，旅行、压力、剧烈运动、减肥过度以及气候变化等都会影响月经周期。激素和甲状腺的失衡也会导致月经周期的延长。另外，患有多囊性卵巢囊肿（PCOS）或者长期服用黄体酮类口服避孕药也会使月经周期变长。

更年期警惕卵巢癌

通常妇女在停经之后，卵巢会萎缩，而卵巢癌患者的卵巢会变硬、肿大。卵巢是身体内部的器官，无法在体外触摸、察觉，并且初期卵巢癌无任何自觉症状，所以卵巢癌除了内诊之外，别无他法。

卵巢瘤为女性生殖系统的常见肿瘤，多发生于中年女性。其分为良性卵巢瘤和恶性卵巢瘤。

良性卵巢瘤生长缓慢。一般肿瘤较小时多无自觉症状，往往在妇科检查时偶然发现；当肿瘤中等大小时，可感到腹胀、下腹部不适或自己发现肿块，多位于腹部一侧，大小不等，呈球形，表面光滑，可移动；如发生扭转，下腹一侧会突然疼痛、恶心呕吐，发现肿瘤迅速增大，有压痛。肿瘤长大时，则腹部明显增大，出现尿频、尿急、消化障碍、呼吸困难、心悸以及下肢水肿等压迫症状。腹部可隆起，肿瘤界限不清，瘤体叩诊呈浊音。

卵巢恶性肿瘤早期也可无自觉症状，因其生长迅速易在早期扩散，故短期内即有腹胀感，消化不良，恶心及上腹部不适。可引起腹痛、腰痛或坐骨神经痛，一侧下肢水肿，尿频、排尿困难，大便不畅等压迫症状。晚期患者可有月经异常或绝经后出血等，多伴有腹水。检查腹部肿块最好在清晨未起床排尿前，仰卧于床上，两腿屈曲用手缓慢地由上而下的触摸腹部，如发现肿块，应予高度重视。不明原因的腹部不适、消化不良、很快消瘦、有腹水等情况的中年女性，应立即去医院妇科进一步检查，可做B超、腹水细胞、阴道涂片、腹腔镜等检查，以明确诊断，及时治疗。

细节提醒

近10年来，卵巢癌的患病率增加了30%，死亡率也增加了18%，因而，人们常将卵巢癌形容为女性恶性肿瘤中的"无声杀手"。

有关专家提醒，女性平时除了要注意生殖系统卫生和正常饮食习惯外，还要养成1～2年进行一次妇科检查的习惯，以便对疾病做到及早发现，及时治疗，这是保护女性身体健康的关键。

骨质疏松正确补钙

骨质疏松症是女性进入中老年后常见的一种病症，其防治的关键是保持有足够的钙的摄入。这是一个从女性进入更年期前一直延伸到老年期的长期过程。为此，每个女性都应掌握补钙的原则。

早补。女性体内的钙质从40岁前后开始就"支出"大于"收入"了，因此，一般从此时开始就应该补钙。而对骨质疏松症的预防也应相应的从更年期前就加以重视。

食补。人们每天都要进食，要注意选择食物的种类，尽量利用含钙量高的食物，有意识地从中得到钙的补充，并长期坚持。

注意摄入时机。牛奶中含钙量最高，食入后肠道对钙的吸收在餐后3～5小时即能完成。尿液中钙的排出，主要是从血液中转入尿液，夜间入睡后空腹时排的尿钙，则几乎完全来自骨钙。故睡前喝牛奶较为适宜，同时，睡前喝牛奶还能改善睡眠。有些食物中动物蛋白和钠含量过高会增加尿钙的排出，抗酸药中的铝也会显著加剧钙的丢失。所以在补钙时，应注意这些因素的影响，或错开服药时间。此外，补钙最好不要在空腹时补，否则吸收不佳，而要在饭后服用。

补钙药物的选择。传统的葡萄糖酸钙，因其含钙量太低，已很少使用。目前推荐的是碳酸钙和葡萄糖醛酸钙。对这类钙剂的要求是：含钙量高，容易吸收，不含钠、钾、糖、胆固醇和防腐剂，对糖尿病、肾病、高血压患者无影响，最好同时服用维生素D。

细节提醒

磷会妨碍钙质的吸收，速食品或加工食品中含磷质很多，如果食用过量，即使刻意补充含钙质的食物，也无法使钙质发挥功效，这点必须特别留意。

另外骨骼必须接受相当程度的外来压力，才会强健，所以适度的运动是不可或缺的。全身性的运动，如游泳、慢跑等效果最佳，即使只是走路，也具有成效。

更年期女性的养生

女性40岁左右，是身体发育的鼎盛时期，同时衰老也随之而来，开始进入更年期。多数妇女能够平稳地度过更年期，但也有少数妇女由于更年期生理与心理变化较大，被一系列症状所困扰，影响身心健康。因此每个到了更年期的妇女都要注意加强自我保健，保证顺利地度过这一转折时期。

合理膳食。对于更年期有头晕、失眠、情绪不稳定等症状的人，要选择富含B族维生素的食物，如粗粮（小米、麦片）、豆类和瘦肉、牛奶。牛奶中含有的色氨酸，有镇静安眠功效；绿叶菜、水果含有丰富的B族维生素。这些食品对维持神经系统的功能、促进消化都有一定的作用。此外,要少吃盐(以普通盐量减半为宜),避免吃刺激性食品,如酒、咖啡、浓茶、胡椒等。

同时,中年妇女普遍缺钙,且容易发胖,要注意合理营养,平衡膳食,适当增加水果、蔬菜、粗杂粮、豆制品、奶制品的摄入。

重视保健。多多阅读医疗保健方面的报纸、杂志和书籍,增加养生、防病、治病的知识,定期去医院检查身体;如已患有某种疾病,要积极配合医生的治疗,保持积极乐观的心态。

要注意修饰打扮。良好的仪表、举止、风度会让人信心倍增。更年期妇女适当修饰打扮,会尽显成熟之美。

体育锻炼。坚持体育锻炼,不仅人体功能的衰退会自然推迟,而且还能增强免疫力,减少生病的概率。

生活规律。充足的睡眠是消除疲劳、恢复体力、保持健康生活至关重要的条件,请务必每天睡够8小时。

永葆青春,延缓衰老非一日之功,中年女性应该把以上经验用于实际生活之中,并长期坚持,这样才有助于使女性焕发生机,使中年女性平稳度过更年期,永远年轻。

细节提醒

激素替代治疗可以改善由于潮热、出汗引起的轻度情绪问题。但对伴有明显抑郁症状的更年期妇女来说,单独激素替代治疗是远远不够的,对这类患者采用百优解合并激素替代治疗,疗效显著高于激素替代单独应用,但激素替代治疗必须严格遵医嘱进行。

更年期的夫妻生活

女性更年期心理变化明显,要做到性和谐,男方也必须对此有充分认识,这样双方才能在理解的基础上处理好这一时期常见的问题。女性更年期标志着由中壮年向老年的过渡,她们的生殖功能将逐渐减弱直至最后消失。

从性能力上说,绝经后的女性面临的问题可能更少些,有些老年女性的性能力还有所增强,这是因为生殖器区域建立了一个更大、更为复杂的静脉系统。从心理上说,她们不再害怕妊娠;从生活上说,她们的子女多已成人,开始独立生活,从而摆脱了沉重的养儿育女的家务负担。因此,她们可能在性问题上更为活跃。

更年期的性生活安排要因人而异,应以性生活后次日双方都不感到疲劳为原则。一般认为,更年期早期性生活以每周1次为宜,这个频率适合大多数人。绝经后的女性卵巢功能接近消失,这时应以10~15天一次为宜。性生活本身是一种体力消耗。性兴奋时,心率可以增加到140~180次/分钟,血压可上升2.67~5.33千帕(20~40毫米汞柱),心脏负担加重,体力消耗相当于爬一次5层楼的运动。所以对高血压、冠心病的患者来说,进行性生活不是一个毫无危险的举动。应该强调的是,更年期夫妻的性生活不一定都要以性交来满足,夫妻之间亲密的拥抱、接吻,相互的抚摸,语言、心灵的交流,都可视为性生活之列。

此外,更年期妇女阴道的酸碱度下降,抵抗力减弱,故性生活前后要注意卫生,夫妻双方的生殖器要及时清洗,以免被细菌感染。

细节提醒

性欲是否存在和女性雌激素减少没有明显的关系,而是由下丘脑分泌的一些促性腺激素作用于肾上腺,使肾上腺分泌雄激素引起的,另外,还受环境、文化、宗教等各方面因素的影响。绝经是雌激素分泌减少导致生育能力下降,和性欲的强弱没有必然联系,只是有些女性由于阴道干涩,性交时疼痛影响了性欲。因此,只要使用一些润滑剂,完全不会影响性生活质量。

更年期虽然卵巢功能衰退,但不等于卵子不生成。在某些情况下,一些卵泡也会发育成熟,产生卵子排出,如果遇到精子,同样可致怀孕。因此,更年期妇女切不可掉以轻心,还应注意避孕。

男性要适应更年期

男性更年期保健,首先要对更年期有正确的认识和科学的理解,以健康的心理对待躯体的不适感和心理的失调,避免恐惧、担心和多疑。保持情绪的平衡和镇静,心情愉快、乐观,自能顺利度过更年期。

为了平安度过男性更年期,还必须增强抗病能力,所以要注意以下几点。

精神心理的调整。人的精神心理对健康的影响日益受到人们的重视,中医学在精神修养方面强调"恬淡虚无",即指安闲清静,无贪求杂念。不要有过高的妄想,不应计较得失,要心情开朗、豁达,人们的乐观情绪,来源于正确的人生观和思想修养。

合理的膳食。合理调配,指在数量和质量、荤与素之间的搭配要合理,这样才能充分发挥食物的营养价值;烹调有方,合理的烹调可使食物色、香、味俱佳,减少营养物质的破坏;饮食有节,中老年人消化功能减退,饮食要有节制,不能暴饮暴食,否则损伤脾胃功能;食宜清淡,素食及淡食有益于养生,久食肥甘厚味之人易生湿、生火、生痰,导致糖尿病、高血压、中风、心血管疾病等。

体育锻炼。每天坚持适当的体育锻炼,有助于健康,但要讲究科学性,循序渐进,量力而行。

起居有时、劳逸有度。生活要规律,衣物增减要适应四季的变化,劳逸结合。

适度的性生活。不要禁欲,适度、愉快的性生活,有益长寿、健康。

适应社会、适应环境。社会与环境不因人们生理、心理的变化而改变,要学会适应社会现状、周围环境,遇事冷静,有益健康。

更年期如无明显的症状、不适,可不服药,完全自然度过。

细节提醒

退休后的生活方式变化很大,以前白天上班,晚上下班回家休息,但在一朝一夕间忽然发生改变:白天赋闲,晚上仍无事可做,久之便会有一种无聊、空虚的感觉。如何适应这一急骤变化呢?关键在于减缓退休对原有生活习惯的冲击，尽可能不让精神世界处于空虚状态。

这时可以尽可能找一些工作，或者在原单位做一些力所能及的事，或者在社会上找一些能够发挥自己专长且又做起来不费力的事，并由自己调节工作时间和强度；丰富生活内容，如种花、养鱼、养鸟或者找一些朋友聊天等。

男性更年期的变化

和女性一样，男性更年期亦有很大的变化。当女性体验到自己身上的变化时，就很容易接受男性的这些变化了。

比起女性来，男性较明显的变化是体力和技能衰退，尤其是那些从事体育竞技的人，因为大多数运动不仅靠体力，还靠速度，以及手、脚、眼睛的灵活配合。有些人会靠其熟练程度来弥补速度及灵活性的不足，另一些人则改变他们的运动种类。

男性更年期的变化情况表现在如下方面。

身体组织。像女性一样，男性的身体组织同样起变化，骨骼、关节、肌肉、头发和皮肤都慢慢在改变，男性比女性更容易秃顶，这是到了中年的男性的大趋势。

激素。男性不像女性，激素不会在更年期突然减少，他们的雄性激素是一点一点慢慢减少的。有些男性在40岁就有轻微变化了，很多到50岁后还感觉不到，一般要迈入60岁其症状才明显。

性欲的衰退。很难断言中年期性欲的衰退，是否就是精神压力而造成的。尽管有时性欲会比任何时候来得更强烈，可总的来说，性欲是在慢慢衰退的。

细节提醒

过了55岁后，男性需要很长时间才能使阴茎勃起，激起性欲的速度较以前减慢，作为配偶，女性应给予他一定的刺激并予以理解，以使夫妻之间的性生活更和谐。

第十三章

老年人的健康细节

> 人到了老年，身体各器官的功能开始退化，许多人都退休回家，生活方式也发生了很大的变化，这些都为老年人的健康埋下了隐患。工作了一辈子，如何享受快乐的老年生活？如何远离疾病的困扰，健康地度过晚年？这是摆在每一个老人面前的很现实的问题，关注老年人的健康，一定要从细节做起。

老年人的健康睡眠

从医学角度考虑，老年人睡眠时间应比一般中年人长一些，随年龄的增长而有所增加，60～70岁的老年人，平均每天应睡8小时；70～90岁的老人，每天应睡9小时左右；90岁以上的老人，每天应睡10～12小时为好。当然，并不是说睡眠时间越长越好，睡眠时间过多过长，同样不利于健康，往往会导致头昏脑涨，且会增加心、脑血液凝块的危险，造成中风等，老年人应提高警惕。合理的睡眠量应以解除疲劳，保持精神愉快，能很好地进行一天的活动为标准。只要睡得深，睡得香，睡后精神抖擞，即使少睡些也不必过分介意。

许多人都有睡眠障碍，包括难以入睡、睡眠不深、睡后易醒、多梦、早醒、醒后不易入睡、白天嗜睡等，多与社会心理因素和其他躯体因素、环境因素等有关。可采取如下心理疗法。

（1）找出影响睡眠的各种因素，正确看待和消除这些不利因素，正确对待和评估失眠对自身的危害，解除因失眠引起的紧张、焦虑和恐惧情绪。

（2）失眠患者多由于心理创伤导致紧张。每当要睡着时，无意识中的心理创伤就会干扰正常的睡眠。在睡前如果出现穷思竭虑也不用害怕，把抽象思维变成形象思维，把思考变成想象，这样就有助于做一个好梦，在做梦时不知不觉地进入香甜的睡眠状态。

（3）正确看待他人和家庭及子女问题，将自己从不必要的烦恼中解脱出来，也可以将自己的心事向亲朋好友诉说，释放出心中的郁闷。老年人务必培养豁达开朗的性格，切莫为小事而斤斤计较，耿耿于怀。

细节提醒

老年人的睡前保健操

◆ 每晚临睡前，面北闭目，心平气和，静坐3～5分钟。

◆ 以左手心搓摩右足心，右手心搓摩左足心，各10次。

◆ 坐正，双手从腰眼两侧往上捏脊，边捏边提，反复几次。

◆ 仰卧床上，闭目，四肢轻松平放，自然呼吸，用右手揉擦脐部10次，再换左手揉擦；用双手的中、食指分别点按天枢穴（脐旁两横指处）3～5次；再从两肋下（章门穴）用双手掌左右同时轻推至脐部3～5次。

◆ 卧床，眼微闭，全身放松，枕头高低适当，然后头侧向右摆动100次，头只限向右摆动90°，再回复原状，切勿向左摆动。摆头后叩齿100次。

老年警惕骨质疏松

骨骼健康至关重要，它是保护人体内部器官、支撑体重、进行运动和造血的重要机体组成部分。然而，由于骨骼的自然代谢规律，随着年龄的增长，机体骨骼的主要组成成分——骨质，会不可避免地发生一定程度和速度的流失，久而久之将使骨骼强度受损，导致骨质疏松症。骨质疏松会威胁老年人的健康，严重损害老年人的生活质量，应该引起重视。

在正常的新陈代谢过程中，人体的骨骼系统也存在着"新旧交替"。新骨骼不断形成，旧骨骼不断地被吸收，在这样的平衡状态下，保持着骨骼的健康。随着年龄的增长，旧骨的流失加快，而新骨生成变慢，导致骨质开始稀疏，这个骨质流失的过程早期经常没有明显的症状，随后可出现腰背疼痛、四肢酸痛，便可能出现骨质疏松。

骨质疏松患者骨的皮质变薄、孔隙增多，骨质变得很脆，很容易发生骨折。骨折令生活质量下降，最常出现骨折的部位包括脊椎、腕骨及髋骨，由于老年人制造新骨的能力减弱，完全康复比较困难，因此很多老年人经历骨折后，会造成长期的行动不便、驼背甚至长期卧床。

老年人是患骨质疏松症的高危人群。为了早期诊断骨质疏松，减少骨折风险，出现下列症状时应该尽早检查：有腰背酸痛，或四肢关节痛，或全身酸痛不适，或有手足麻木，或腿抽筋病史；轻微外力导致骨折，如轻微摔倒或碰撞、咳嗽就发生骨折；患有皮质醇增多症、风湿性疾病、自身免疫性疾病，尤其长期服用糖皮质激素者。如出现上述症状，或有骨折史，即使年龄在 50 岁以下也可能患有骨质疏松，需要尽早检查确定。

一旦确诊患有骨质疏松症即要尽早开始治疗，从而有效防治骨折。

细节提醒

许多人认为骨质疏松就是缺钙，多吃含钙丰富的食品或钙制剂就能补钙，结果使许多人因单纯补钙而贻误预防和治疗骨质疏松症的最佳时机，增加骨质疏松症治疗的复杂性。其实，对于已经确诊的骨质疏松症患者，应及早到正规医院，接受医生的专业治疗。除了一般的饮食、运动和纠正不良的生活习惯等措施以外，更重要的就是在医生的指导下进行药物干预。

老年痴呆症的预防

随着社会的不断发展，老年痴呆症的患病率在不断增加。由于老年痴呆使人的生活能力下降，最后失去生活自理能力，给家庭和社会造成很大负担，因此认识这种疾病，加以预防和治疗是十分必要的。

老年痴呆症的症状包括记忆障碍：近期记忆减退，不能记住最近发生的事情，以后对往事也发生遗忘，严重时连家属姓名、自己年龄均不知道，甚至出现胡言乱语；思维和判断困难：思维贫乏，缺乏创造性，综合分析能力减退，分不清主次，甚至不能理解基本常识，日常生活能力减退，不能胜任原来熟悉的工作；语言障碍，在自发言语中，明显的找词困难是首先表现的语言障碍。随后对常用物品名称和朋友的名字也出现不能命名，或与此同时出现错语；对时间、地点的定向力发生障碍：不知道今天是几号，自己现在何处，外出经常迷路；性格改变，表现为变得自私、狭隘、对人冷酷无情；情感淡漠、行为退缩、兴趣缺乏、意志衰退，无主动性和进取性，注意力涣散或变得急躁、多疑、顽固、易怒和冲动；行为异常，表现为整天呆坐，变得不修边幅，生活懒散或无目的外出，流落街头，夜间无故吵闹而影响家人休息。

由于老年痴呆症很难治愈，因此老年痴呆的日常预防很重要。预防老年痴呆症应从以下几方面加以注意：一要坚持锻炼身体；二是培养自己乐观开朗的性格，情趣广泛，善于社交，因为孤独和闭塞是老年痴呆症的诱发因素之一；三是生活规律，睡眠充足；四是注意营养，多摄取蛋白质及含维生素A、B族维生素、维生素C、维生素E的食物，如牛奶、豆制品、新鲜蔬菜、水果、瘦肉、鱼、蛋、粗纤维食品等，不嗜烟酒。

还有一点很重要，老年人不要让自己的大脑闲着，要多看书，多学习，勤用脑，多与人聊天，参加一些智力型的活动，如下棋等，以活跃大脑的思维，这是预防老年痴呆症所必不可少的，因为大脑功能的特点是"用进废退"。

细节提醒

预防老年痴呆的简易运动

◆ 每天清晨及傍晚在空气清新的地方快步走1个小时。快步走可以提高摄氧量，对老年痴呆症的预防有理想的功效。

◆ 经常做手指动作的头脑体操，如手工艺、雕刻、制图、剪纸、打字，以及用手指弹奏乐器等，能有效地"按摩"大脑，预防痴呆。

◆ 经常使用手指旋转钢球或核桃，或用双手伸展握拳运动。可增进大脑灵活性，延缓脑神经细胞老化，可预防痴呆。

◆ 实施头颈左右旋转运动，有预防老年痴呆的功效。其方法是先将头颈缓慢地由左向右旋转 100 圈，然后再由右向左旋转 100 圈。

老年人防治腰腿痛

腰腿痛是临床最常见的症状之一。随着人机体内分泌、免疫等方面功能的老化，脊柱的结构发生变化，失去正常的力学特征，从而导致腰腿痛的发病率升高。

腰腿痛多因扭闪外伤、慢性劳损及感受风寒湿邪所致。轻者腰痛，经休息后可缓解，再遇轻度外伤或感受寒湿仍可复发或加重；重者腰痛，并向大腿后侧及小腿后外侧及脚外侧放射疼痛，转动、咳嗽、打喷嚏时加剧，腰肌痉挛，出现侧弯，小腿外侧或足背有麻木感，甚至可出现间歇性跛行。

老年人患腰腿痛一般有以下原因：急性或慢性损伤，如腰部或腿部肌肉、筋膜、韧带、椎间小关节的急性或慢性损伤、脊柱骨折或移位、椎间盘损伤等；退行性变，如脊柱骨关节病、老年性骨质疏松症、椎间盘退行性变、椎管狭窄症等；炎性变，如强直性脊柱炎、风湿性纤维组织炎或肌筋膜炎、类风湿性关节炎、骶髂关节炎、膝关节炎等；另外还可能是因为姿势不良、过度肥胖、内分泌失调、精神因素、床褥的影响等引起的。

老年人如长时间久坐不动，很容易导致腰肌萎缩，促使纤维环脆弱或退变，进而引起髓核突出，压迫后方神经，导致下肢疼痛，可以通过下面几种方法自疗。

（1）后弯腰：在距墙壁半米处站立，双腿与肩同宽，双手叉腰，四指在前，拇指在后。将拇指按在腰眼处，转头带动上半身向后转动，到能承受的最大限度后复原，反复做 18 次。动作要缓慢，幅度由小到大，循序渐进。

（2）垫软枕：仰卧位，将高约 10 厘米的软枕置于腰骶部或腰下疼痛的部位，但要调整到自己感觉舒适、满意为宜。

（3）热敷法：将炒热的粗盐、粗沙包在布袋里，趁热敷在患处，每次30分钟，早晚各一次，注意不要烫伤皮肤。

腰腿痛较严重者可通过腰部推拿按摩手法治疗，按摩治疗后，宜固定腰部，静卧硬板床休息，适当进行功能锻炼。亦可配合热敷、理疗、针灸、局部封闭及内服活血化瘀、祛风通络之剂。若病情严重，保守治疗无效者，可采取手术治疗。

细节提醒

造成腰腿痛的原因很多，其中不良的姿势是产生不适的原因之一。在日常生活和工作中只要采取正确的姿势，有助于预防腰酸背痛。

◆ 坐的姿势：腰要挺直，双腿平放于地面，不要一个姿势时间过长，半小时起来走动活动一下。如工作需要长时间坐着，最好加护腰给予支持。利用软靠垫保持腰背的生理弧度，避免经常扭动身体，可用转椅完成身体的扭转动作。

◆ 站立姿势：要抬头，下巴收回，肩膀放松，胸部微向前倾，下腹内收挺直，不弓背，保持腰部的正常弧度，使背部肌肉放松。

◆ 睡眠姿势：最好睡加垫5厘米左右床垫的木板床，以使背部得到完全的休息。侧卧时腰要直，膝关节微屈。仰卧时腰间可垫放毛巾卷，来保持腰部弧度。

◆ 提取重物的姿势：先坐低臀部，一脚在前一脚在后，并弯曲膝关节，背部保持挺直，注意臂和肘贴近身体，物件也要尽可能贴近身体。手紧握物件，并用手承拖重物。

老年人心脏病防治

症状往往是诊断疾病的先导。心脏病亦如此，病人的感觉，也可为医生提供重要线索。

了解心脏病的相关症状对于更好地防治心脏病，有着重要的作用。那么心脏病的症状有哪些呢？

(1) 疲劳。这是各种心脏病常有的症状。当心脏病使血液循环不畅时，新陈代谢废物即会积聚在组织内，刺激神经末梢，令人产生疲劳感。

(2) 疼痛。心肌炎、心包炎、心律失常的病人均可感到胸部疼痛，其中最常见的是心绞痛。心绞痛往往以劳累、激动、饱餐为诱因突然发作，疼痛部位多在胸部正中，有压迫、灼热或挤压感，甚至是一种濒临死亡的窒息感。疼痛持续时间短，3～5分钟消失，最长不超过20分钟。

(3) 气短。气短是心脏病常见症状。其最显著特点是劳力性气短和夜间阵发性呼吸困难（劳力气短就是气短与活动有关）。

(4) 紫癜。其包括皮肤、黏膜、耳轮周围、口唇鼻周、指端发紫。

(5) 水肿。全身或下肢水肿，有时还会出现胸腔或腹腔的积水。

(6) 心悸。病人常感心悸，尤其在活动以后。但心悸在有其他疾病或没有病时也可发生，故心悸对诊断心脏病意义不大。

心脏病发病都很快，所以掌握一些心脏病急救知识非常重要。

首先要了解心脏病发作的症状有哪些：胸前压迫样疼痛并可能放射到双臂、颈及下颌；心跳不规律、呼吸困难；焦虑恐惧；眩晕、恶心呕吐；大汗；口唇、甲床苍白或紫癜；皮肤苍白、紫癜及意识丧失等。确认是心脏病发作后，应立即拨打急救电话。同时，进行以下急救措施。

(1) 检查呼吸道，如果患者没有呼吸脉搏及心跳，应开始心肺复苏。

(2) 使患者保持镇静、舒适、解开颈、胸、腰部比较紧的衣服。如果患者神志丧失，应把他摆成恢复性体位（支撑患者的头部并使其处于腹卧位，将靠近救助者这一侧的上臂及膝关节屈曲，轻轻地将其头部后仰以保证呼吸道的通畅）。保持患者温暖，必要时可用毛毯或衣物盖住其身体。用凉的湿毛巾敷在其前额上。不要摇晃病人或用冰水泼病人以试图弄醒他。不要让他进食及喝水。

(3) 持续监测其呼吸及脉搏，必要时开始心肺复苏。

细节提醒

美国哈佛大学医科教授伍首先生总结出一套心脏病自我测验方法。

◆ 如果白天活动剧烈，夜晚则无法安眠。

◆ 做了一种剧烈运动后，整天均有一种疲倦感。
◆ 终止体力活动10分钟，仍无法恢复正常状态。
◆ 当作过一种剧烈运动后，心脏剧烈跳动仍要持续10分钟以上。
◆ 停止某种体力活动后，却仍继续感到呼吸紧迫不适，并持续10～15分钟之久。

以上情况如果全有，表示可能已患上心脏病；如果具有上述2～3种情况，表示心脏可能有些问题，应当去看心血管医生。

老年防止血脂升高

不少病人为自己突然发生心肌梗死而感到困惑不解，他们认为自己平常能吃、能喝、又能跳，没有任何不适，怎么会发生这么严重的冠心病呢？其实只要对他们做详细检查，便能发现其中很多人的血脂都偏高，而高脂血症是目前医学界认定可引起冠心病的最主要原因之一。

我们应该清楚，高脂血对身体的损害是一个缓慢的、逐渐加重的隐匿过程。高脂血症本身多无明显的症状，不做血脂化验很难被发现。高脂血症者如果同时有高血压或吸烟，就会加速动脉粥样硬化的进程，导致血管狭窄和阻塞。此时病人可有头晕、胸闷，严重者则突然发生脑中风、心肌梗死，甚至心脏性死亡。正因为高血脂是悄然无息的逐渐吞噬着生命，人们形象地把它称为"隐性杀手"。

中风又称脑卒中或脑血管意外，是一组老年人常见病、多发病，危害极大。血脂升高是中风的一个主要危险因素。由于高血脂引起的脑动脉粥样硬化，是中风发生的重要基础。已有许多研究证实，积极降脂治疗，可以预防中风的发生。

在繁忙的工作和生活之余，如果经常出现头晕、健忘、体力下降、睡眠不安、胸闷气短等时，一定要关注自己的血脂状况。医生们建议，中、老年人最好能每半年或一年进行一次血脂的检查，以便及时了解和调整血脂状况。注重培养健康的生活方式可以防止高脂血症这个"隐性杀手"对您的侵害。

控制体重，饮食宜清淡，减少盐、脂肪和糖的摄入，戒除烟酒，学会应付身心压力，保持良好的心态，特别是坚持体育运动，既可增强心脑血管的功能，提高机体的免疫力，调节情绪，更有助于减轻体重，防止肥胖，这些都是防止高血脂的有效措施。

细节提醒

许多老年患者不适宜进行较激烈的降胆固醇治疗，包括高龄患者或者有严重的合并疾病（如慢性充血性心力衰竭、痴呆、晚期脑血管疾病或活动性恶性肿瘤）的患者。但是，对于那些身体其他方面健康的老年人和那些无冠心病而可望长寿的老年人，若有血清胆固醇升高，则应该进行降脂治疗。至于把胆固醇降低到何种程度，则应根据患冠心病的危险性来决定。也就是说，合并的冠心病危险因素越多，越应加强降胆固醇治疗。已有冠心病或合并多种危险因素的患者，在进行药物治疗的同时，也应辅以饮食治疗。对于冠心病危险性较低的老年患者，只宜采取饮食治疗和体育锻炼，而不宜使用降脂药物。

老年人预防糖尿病

老年糖尿病是指年龄在60岁以上的糖尿病患者，其中一部分是在进入老年期即在60岁以后发病的，另一部分是60岁以前确诊，而后进入老年期的病人。老年糖尿病有以下几个特点。

发病率高。一些西方国家老年糖尿病（>65岁）的患病率在20%左右，我国老年糖尿病（>60岁）的患病率也在明显地增高。因此说糖尿病已是老年人的多发病、常见病，同时糖尿病及其并发症已成为继癌症、心血管及脑血管疾病之后的主要死亡原因，已是老年人的主要健康问题，必须引起高度重视。

Ⅱ型糖尿病多。老年糖尿病绝大多数（95%以上）为Ⅱ型糖尿病（非胰岛素依赖型糖尿病），在病程的进展中少数病人逐渐变得需用胰岛素治疗，I型糖尿病（胰岛素依赖型糖尿病）占很少一部分。

表现不典型的多。老年糖尿病人常无典型的"三多"（多尿、多饮、多食）症状。其原因有二：一是因为老年人口渴中枢不如年轻人敏感，不容易出现口渴多饮；二是因为老年人常伴有肾动脉硬化、肾脏老化、肾小球滤过率减低，而使老年人肾糖阈值较年轻人高，血糖轻度增高时不出现明显的多饮、多尿症状。尿糖检查很少甚至有些人完全没有尿糖，因此尿糖检查也仅供参考。

并发症多。低血糖是老年糖尿病人的常见急性并发症之一。但是老年人低血糖患者症状表现不典型。低血糖的主要症状为乏力、心慌、手抖、头晕、饥饿、烦躁、抽搐、焦虑，严重低血糖对神经系统影响很大，可发生昏迷（低血糖昏迷），昏迷6小时以上可造成不可恢复的脑组织损坏，甚至死亡，即使抢救过来也是植物人。低血糖发生后，如无人发觉或治疗不及时也可以发生死亡。低血糖后的高血糖也要引起重视。

糖尿病人并发感染是很常见的，但老年糖尿病患者较易感染并发症为褥疮感染、尿路感染、呼吸道感染以及全身感染败血症等，在处理控制感染方面也难于无糖尿病的感染。

老年人得了糖尿病以后要尽早治疗，以免危及生命。

细节提醒

糖尿病人要注意饮食调养，即根据病人的具体情况及营养需要量，制定出一整套治疗方案，在满足人体各方面活动的前提下，尽可能地减少不必要的营养摄入，减轻胰岛的负担，以利于药物控制血糖，并使患者能从事正常活动，维持正常体重，增加抵抗各种感染的能力。

老年性耳聋的调节

老年性耳聋是指随着年龄的不断增长，高频听力随之逐渐下降，以至于全频听力下降的耳聋，严重者可造成交往障碍。据有关资料统计，我国老年人听力障碍者约占老年人口的50%。

老年性耳聋通常有以下几种表现。

（1）当别人说话时他们常打岔，如别人说"飞机"，他们说"穿衣"，别人说"虫子"，他们说"笼子"，常常出现很多笑话，使老年人感到十分尴尬。

（2）在家中看电视、听收音机时常将声音开得很大，但此时其他的人却无法忍受。

（3）由于耳聋，他们常常不愿意与人交往，当别人有说有笑时，他们常常独自离开或者睁大眼睛发愣。

（4）由于缺乏人际交往，性格变得越来越孤僻、古怪，身心受到一定影响，易发生老年痴呆症。

老年性耳聋的原因如下：遗传性因素，此类老人有一定的家族遗传史；烟酒过度；有全身性疾病，如高血压、动脉硬化、糖尿病等；与不良的饮食习惯有一定的关系；长期接触噪声，如工业、农业、建筑、娱乐中的噪声；使用某种耳毒性药物、感染某些病毒性疾病或因某些疾病进行放射治疗和化学治疗等等也易发生耳聋。

要想进入老年仍保持耳聪目明，首先要有一个健康的身心，要创造一个良好的生活环境，每天都以愉快的心情去面对一切，此外还要注意饮食、起居，减少脂类食物的摄入，戒除烟酒，适当进行体育锻炼，尽量避免使用耳毒性药物，多与他人交往，多动脑，多动手。

耳聋治疗效果目前仍不够理想，一般常用营养神经的药物及维生素、微量元素、血管扩张剂等，一旦不可恢复应立即选配合适的助听器，但千万不可随意购买，应该像配眼镜一样，经过严格的验配才可佩戴。

细节提醒

老年人中患有高脂血症的人，出现老年性耳聋的概率明显高于血脂正常者。降低血脂有助于防治老年性耳聋，为此老年人在生活上应注意多吃一些能降低血脂的食物，比如大蒜、洋葱、海带、玉米、茄子、豆类、奶类、鱼类等。医学研究证实，老年人合理地节制自己的饮食，不仅可以长寿，而且能够延缓老年性耳聋的发生。

补充一定的铁质可以扩张微血管，软化红细胞，保证耳部的血液供应，能有效地防止听力的减退。老年人在生活中要多吃点黑木耳、动物肝脏、瘦肉、菠菜等含铁量丰富的食物。

另外，老年性耳聋还与人体内维生素D缺乏有关。因此，老年人还应多吃一些含锌和含维生素D的食物，如萝卜、蘑菇、木耳、瘦肉和绿色蔬菜等。

老年人宜打太极拳

太极拳是我国传统的健身运动。

常练太极拳有助于增强心脏功能，改善新陈代谢，对防止或延缓高血压、动脉粥样硬化、糖尿病、肥胖症等的发生具有良好的作用；还有助于延缓肌力衰退、骨质变性，提高运动系统的能力，对治疗慢性关节炎等也有很大益处。

据调查，经常练拳的老年人脊柱活动性较好，骨质疏松和骨质增生也少，呼吸功能、免疫能力、抗病能力均比不练拳者高；常练太极拳还可明显减少感冒，即使感冒，症状也较轻。老年人经常练练拳，可防治肺结核、支气管炎和肺气肿等呼吸系统疾病；有助于改善精神面貌，提高神经系统的功能，对改善情绪，防治更年期抑郁症和老年性痴呆症等都有良好的作用。

正因为太极拳对健康有这么多好处，所以它无疑是老年人强身健体、调节身心的最佳选择。

细节提醒

老年人运动不要过量，也不要参加剧烈运动。应当以适度为标准。老年人锻炼时要根据自己身体的实际情况来选择适宜的运动。

老年人要调节情绪

情绪和健康的关系是十分密切的。80%的溃疡病患者有情绪压抑的病史；急躁易怒者易患高血压、冠心病；自卑、精神创伤、悲观失望者易患癌症；惊吓可以使哺乳的妇女乳汁枯竭。老年人由于衰老和疾病、精神创伤或者环境变化，以及过度疲劳、经济困窘、孤独空虚、死亡临近等因素易产生老化情绪。老化情绪严重干扰和损害老年人的生理功能、防病能力，加速衰老和老年性疾病的发生和发展。

老年人如何保持良好的心态，使晚年生活过得有质量呢？最重要就是应注重培养自己积极的人生态度、保持乐观的心境。

应有自己的生活目标，但目标一定要适合自己，不要定得太高，以免力不从心，产生挫败感。

要善于发现生活中光明、美好的一面，经济上不与人攀比，不事事苛求他人；遇事不要固执己见、较真，应学会"妥协、让步"，换位思考。

要培养自己的业余爱好，做自己喜欢做的事，比如上老年大学，适当参加绘画、跳舞、慢跑等文体活动，来修身养性。

应广交朋友，并有几个知心朋友，当遇到不愉快的事时，向知心朋友倾诉，以排解心中不快。

做到这些，就会在遇到困难、问题时，以积极的态度面对、处理，有效地防止不良情绪引发身体的不适。

细节提醒

老年人应学会正确地处理与子女的关系。老年人应该向子女学习，善于从子女身上获得信息、知识；不要用传统的思想观念衡量、要求年轻人；要与子女建立平等、相互尊重的关系，不要认为自己是长辈，子女就必须绝对听从自己的意见、安排；应以身作则，言行一致，尤其是在大是大非问题上不要用双重标准来对待。

老年人春季保健法

春季气候变化无常，或阳光普照，和风送暖；或阴雨连绵，寒气袭人。老年人因耐受性差，抵抗力弱，稍不注意，便会引起旧病复发或诱发新病，危害健康甚至危及生命。因此，老年人应顺应骤变，重视保健。

注意防风保健。 春季乍暖还寒，温差悬殊，老年人切不可过早脱掉棉衣，否则，寒气会乘虚而入，导致伤风感冒，稍不注意，还会导致四肢沉重，慢性支气管炎、肺心病等也易复发。因此，老年人应遵循"春捂秋冻"的规律，注意随天气变化和体质状况及时增减衣服。

合理调节饮食。《千金要方》载：春季饮食宜"省酸增甘，以养脾气"。老年人的饮食应讲求性味甘平、饭菜温热、容易消化、品种多样。多食鸡、鱼、肉、蛋、豆制品以及新鲜蔬菜、野菜、水果、干果等高蛋白、高维生素、高微量元素、高糖和易消化吸收的食物，以增强体质，提高抗病能力。脾胃虚弱的老年人应注意吃点姜，以驱寒养胃；哮喘病患者应常吃些生姜、蜂蜜水，以润燥、止咳、镇喘；慢性支气管炎患者应禁食辛辣、高盐食物，还应忌烟戒酒。

注意起居有时。 春光明媚、风和日暖之际是运动养生的好时节。老年人应"夜卧早起，广步于庭"，在保证6～8小时睡眠的情况下，应到室外活动，晒晒太阳，呼吸新鲜空气。根据体质状况和天气情况，还可结伴春游，不但能增添生活乐趣，增强身体素质，而且能提高大脑神经的调节功能和对气候变化的适应能力，以抵抗和减弱"春困"等不适。

加强体育锻炼。 春天阳气升发，尤其是树林里、江河畔、湖水边的空气里，富含一种被医学家称之为"长寿素"的带负电荷的负氧离子，有镇静、镇痛、止咳、催眠、降压、消除疲劳、调节神经等功效。老年人应走出家门，到这些地方散步、打拳、做操、垂钓等，以改善代谢循环、呼吸、睡眠状态，达到舒展筋骨、畅通气血、医疗保健、强身壮体的目的。

> **细节提醒**
>
> **老年人春季保健注意问题**
>
> ◆ 忌睡眠过多：春天人易犯困，老年人睡眠过多，不但会出现肌肉倦怠酸痛等不适，还容易加速血栓形成。一般睡8小时就足够了。
>
> ◆ 忌日晒过多：春天是紫外线十分强烈的季节。所以，中午前后阳光最强烈的时候，不宜多在室外活动，春游时要戴上宽边遮阳帽或打遮阳伞，以防引起日光性皮炎、皮肤癌症等。
>
> ◆ 忌情绪波动：春天老年人一定要重视保持平和的心态，避免各种不良精神刺激，以免因情绪骤然有大的波动而诱发中风、心肌梗死以及严重的精神性疾病等。
>
> ◆ 忌探视病人：春天是呼吸道等多种传染病的多发季节。老年人由于免疫力低，最易受到感染。所以老人宜少去商场等公共场所，最好不要去医院探视病人，以避免被传染。

老年人夏季保健法

夏季，万物茂盛，开花结果。此时阳气旺盛外浮、气候燥热，人体应适应自然环境和季节气候的变化，努力做到"人与天调"。

起居合时令。夏季是人体心火旺，肺气衰的季节，昼长夜短，太阳升起得早，应晚睡早起，起床后散步于庭院、公园，使体内之阳气充分宣泄于外。夏季睡眠不足，以午睡、小憩补充。午睡不宜坐或伏案而睡，更不宜在凉风处睡；夜睡不宜过迟，忌夜吹电扇、屋外露宿或在阳台、树下睡觉或贴地睡觉，特别要注意睡前要少吃或不吃冷饮，无论午休或夜睡都不能露着肚子睡觉，在肚子上盖一点东西，哪怕是一条毛巾也比露着肚子好。

心神宜清静。盛夏酷暑，烈日炎炎，人易心神不安，困倦烦躁，此时尤其要重视精神的调养，要做到清静、心静、安静，神清气和，胸怀开阔，乐观愉快，切不可怨天尤人，孤僻忧郁。

饮食要清淡。夏季气温高，出汗多，人体消化液分泌减少，胃酸降低，食欲欠佳，因此饮食应以清淡质软、易消化为主，多食清凉消暑之物，少食高脂厚味及油腻辛辣之物。清淡的饮食能清热、祛暑、敛汗、补液，还可增进食欲。

但在夏季切忌过食生冷，寒凉之物太过则伤脾胃。在夏季，常食绿豆粥，可起解热毒，止烦渴的作用；多吃些新鲜蔬菜瓜果，如西红柿、黄瓜、苦瓜、冬瓜、丝瓜、西瓜之类及豆制品、瘦肉、鱼和蛋等，既能保证营养，保持钾钠平衡，又能保持身体对蛋白质和多种维生素的需要，还能预防中暑；一些营养丰富、新鲜味美的凉拌菜，再加些蒜泥、姜末、食醋及辛辣调味品，既可增强食欲，又能预防肠道传染病。夏天气温高，食物容易腐败变质，因此要特别注意饮食卫生，防止食物中毒及肠道传染病发生。

居室须清凉。居室是家庭生活的主要场所，因此应注意室内的降温措施，有条件者，可借助电风扇、空调等手段，使居室经常保持一种清凉、舒适的状态。当早晚室外气温凉爽时，应将门窗打开，保持室内空气清新。

细节提醒

在伏天，一定要采取防暑措施。为防暑降温，家里应备些防暑药物和饮料，如六一散、十滴水、凉茶、西瓜等；根据自己的活动量，尽量多喝水，但不要喝含有咖啡因、酒精和太甜的饮料；尽量多待在通风的房间里，或在阴凉处休息，在天气太热或房间密闭的情况下，尽量减少运动量；穿轻便、休闲和浅颜色的衣服。

老年人秋季保健法

秋季是老年人易发生疾病的季节，此时的气候变幻莫测，温差大，白天气温仍较高，早晚及夜间则相对较低，这段时间是感冒及胃肠道疾病的多发季节。到了晚秋，天气渐渐变凉，气候也逐渐干燥。而一场秋雨过后，气温会骤然下降。老年人由于各脏器功能处于衰退阶段，对外界适应能力差，经受不了气温的突然变化，尤其是老年体弱及患有呼吸道疾病和慢性病者更易复发。因此入秋后，老年人自我保健应做到以下6个注意。

（1）**注意皮肤卫生**。初秋湿热并重，人们常常出汗过多，但此时早晚凉爽，便改变了出汗就洗澡的习惯，这就容易使皮肤发生疖肿。因此，保持皮肤清洁对护肤尤为重要。

(2) **注意室内通风**。秋季气温下降，不少人家关门闭窗，以保持室内温度。这样做可能使室内污染严重，造成上呼吸道疾患以及头痛、头晕、鼻窦不适、畏光、流涕、恶心和胸闷等症状。因此，不宜终日闭户，天凉也要保持室内空气流通。厨房最好安装排风扇，使油烟及时排出室外。

(3) **注意锻炼身体**。适当增强锻炼可以适应气温的变化，增强抗病能力。老年人可根据自己身体的状况，选择一些适合自己的户外活动。身体好的可以选择爬山、钓鱼、郊游等活动；而身体较差的则可以选择一些活动量较小的项目，如户外散步、打太极拳、气功等。

(4) **注意增减衣物**。深秋时节，气温骤降，老年人要格外注意保暖，避免外邪侵袭，阳气外泄。深秋应防寒气侵袭，防止呼吸道疾病和其他慢性病的复发，体弱的老人更应注意。

(5) **注意调节饮食**。早秋季节，气温仍然较高，是蚊蝇滋生和病菌繁殖的最佳时期，食物极易腐败变质。秋季又是菌痢、肠炎、食物中毒等肠道疾病的多发季节，所以要注意饮食卫生，尽量少吃生冷食品及海鲜类食品。老年人胃肠功能差，对冷的刺激比较敏感，过食冷饮也可能会引起腹泻。

(6) **注意保持心情舒畅**。气温的变化不定，冷暖交替，给人的生理、心理带来一定影响。尤其是身临草枯叶落的深秋，常让老年人有凄凉、苦闷、垂暮之感，易诱发消沉的心绪。因而此期老人必须注意心理上的调适，保持心情舒畅。

细节提醒

晚秋季节，气候比较干燥，老年人常显得津液不足而出现口干舌燥，大便秘结等症状。此时应合理调整饮食结构，多吃一些润肺生津的食物，如豆浆、西红柿、梨、香蕉、大枣、莲子及禽蛋等，不吃或少吃辛辣食品，以改善脏腑功能，增强抗病能力。

老年人冬季保健法

天气寒冷、气候干燥的冬季，会给老年人的生理、心理带来诸多不良影响，稍不注意防护，便会诱发疾病，或使旧病复发。因此老年人要想平安度过严冬，就必须顺应自然、重视自我保健。

防寒保暖。冬季防寒应做到早睡晚起，以避免严寒的侵袭；要注意随天气变化增减衣服，特别是头（耳）部、背部、足部的保暖尤为重要。冬季头部散热最快，因此，老年人冬天应戴帽子；要保持居室温暖；每晚睡前应用温热水浸泡按摩双脚，不仅可以保暖，还有强身防病之功效。

通风换气。冬季为了御寒保暖，人们往往将门窗紧闭。加之取暖与吸烟等原因，常导致室内空气干燥而污浊，容易引起呼吸系统疾病。因此，在控制室内温度的同时，应注意室内空气流通和湿度的调节。早晨与晴朗天气应打开门窗通风换气，保持空气新鲜。

适度运动。冬季因气候寒冷，人一般较懒惰，老年人切不可终日待在室内不出去。应坚持每天锻炼，这对增强体质、防病保健有重要意义。锻炼时应根据个人的体质和环境条件选择适合自己的项目，循序渐进，以舒适不感到劳累为原则，其中尤以打太极拳、散步、慢跑、练气功、做操等全身性运动为宜。下雾、大风降温天气则不宜在室外锻炼，但可在室内进行适当活动。

固密心志。冬季阳光照射减少，加之气候与环境干燥凋零，常会使人抑郁寡欢，身心处于低落状态。因此，老人在冬季要特别注意保养精神，固密心志。晴朗天气多参加室外运动，或欣赏音乐，或会亲访友，保持乐观开朗的精神状态，避免忧伤、焦虑、郁怒等不良精神刺激。这样才有利于阳气潜藏，敛阴护阳，养精蓄锐，减少疾病发生。

调理饮食。冬季热量消耗多，老年人应注意加强营养，保证充分的热量，使身体具有较好的御寒能力。早中晚3餐要分配合理。冬季也是应用食疗进补的好机会，适当多吃些富含营养的食品和新鲜蔬菜、水果，不但有助于增强体质，提高机体的耐寒、免疫和抗病能力，还可把一定的能量储存在体内，为第二年春天以后的健康打下基础。

另外，冬季至初春，是流感、慢性支气管炎、肺心病、中风、心肌梗死等病的多发季节，所以老年人一定要加强预防。平时应备好预防及治疗用药，在寒潮来临的大风降温天气，必要时应进行预防性治疗。

细节提醒

对身体的过度关注、营养知识的缺乏和一些广告的不正确引导是各种营养补充剂在老年群体中泛滥的主要原因。其实，营养的核心是"合理"，虽然合法生产的营养品确有其相应的功效，但这些营养老人也可以从食物中获得。老人只要不挑食，就根本不会缺这缺那。即使需要补充某些营养，也需要由医生来确定。进补必须适度、合理，不能盲目乱补。

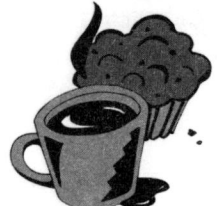